Renata Bandeira Lages
Regina Ferraz Mendes
Regilda MoreiraAraújo

A saúde bucal em idosos

AF138631

Renata Bandeira Lages
Regina Ferraz Mendes
Regilda MoreiraAraújo

A saúde bucal em idosos

Um estudo sobre a associação entre o estado de
saúde bucal e o risco nutricional de idosos

Novas Edições Acadêmicas

Impressum / Impressão
Bibliografische Information der Deutschen Nationalbibliothek: Die Deutsche Nationalbibliothek verzeichnet diese Publikation in der Deutschen Nationalbibliografie; detaillierte bibliografische Daten sind im Internet über http://dnb.d-nb.de abrufbar.
Alle in diesem Buch genannten Marken und Produktnamen unterliegen warenzeichen-, marken- oder patentrechtlichem Schutz bzw. sind Warenzeichen oder eingetragene Warenzeichen der jeweiligen Inhaber. Die Wiedergabe von Marken, Produktnamen, Gebrauchsnamen, Handelsnamen, Warenbezeichnungen u.s.w. in diesem Werk berechtigt auch ohne besondere Kennzeichnung nicht zu der Annahme, dass solche Namen im Sinne der Warenzeichen- und Markenschutzgesetzgebung als frei zu betrachten wären und daher von jedermann benutzt werden dürften.

Informação biográfica publicada por Deutsche Nationalbibliothek: Nationalbibliothek numera essa publicação em Deutsche Nationalbibliografie; dados biográficos detalhados estão disponíveis na Internet: http://dnb.d-nb.de.
Os outros nomes de marcas e produtos citados neste livro estão sujeitos à marca registrada ou a proteção de patentes e são marcas comerciais registradas dos seus respectivos proprietários. O uso dos nomes de marcas, nome de produto, nomes comuns, nome comerciais, descrições de produtos, etc. Inclusive sem uma marca particular nestas publicações, de forma alguma deve interpretar-se no sentido de que estes nomes possam ser considerados ilimitados em matérias de marcas e legislação de proteção de marcas e, portanto, ser utilizadas por qualquer pessoa.

Coverbild / Imagem da capa: www.ingimage.com

Verlag / Editora:
Novas Edições Acadêmicas
ist ein Imprint der / é uma marca de
OmniScriptum GmbH & Co. KG
Heinrich-Böcking-Str. 6-8, 66121 Saarbrücken, Deutschland / Niemcy
Email / Correio eletrônico: info@nea-edicoes.com

Herstellung: siehe letzte Seite /
Publicado: veja a última página
ISBN: 978-613-0-16026-5

RESUMO

Este estudo teve como objetivo avaliar associação entre o estado de saúde bucal e o risco nutricional de idosos residentes em áreas cobertas pela Estratégia Saúde da Família em Teresina-PI. Realizou-se um estudo transversal, analítico observacional em 324 idosos residentes em áreas cobertas pela Estratégia Saúde da Família em Teresina-PI. Para cada idoso foi aplicado um questionário e efetuados o exame odontológico e a Mini Avaliação Nutricional (MAN). A amostra constituiu-se predominantemente pelo gênero feminino (68,5%), com a faixa etária entre 60 e 69 anos de idade (51,3%), que cursaram de 0-3 anos de estudo (55,2%) e em risco nutricional (55,3%). O estudo mostrou condições precárias, com elevado CPO-D médio (=29,33, onde o componente perdido correspondeu a 92,41% deste valor) e edentulismo (57,1%). Idosos edêntulos com uso de uma dentadura (OR 0,35 95%IC 0,15-0,81) e idosos com um a oito dentes presentes na boca (OR 0,52 95%IC 0,28-0,96) apresentaram maior chance para deixar de comer algo devido ao estado de seus dentes e/ou próteses. Dos participantes deste estudo, 208 faziam uso de algum tipo de prótese, com predominância da combinação de prótese total superior com prótese total inferior (56,2%). A análise dos dados obtidos demonstrou que idosos usuários de ambas as próteses representavam um fator de proteção para o risco nutricional. Este dado mostra a grande importância da reabilitação protética de pacientes edêntulos, devolvendo-lhes, em parte, a capacidade mastigatória e influenciando na situação nutricional.

Palavras-chave: Saúde Bucal. Idosos. Edentulismo. Risco Nutricional. ESF.

SUMÁRIO

1 INTRODUÇÃO 5

2 REVISÃO DE LITERATURA 7

    2.1 ASPECTOS GERAIS - TRANSIÇÃO DEMOGRÁFICA.......................7

    2.2 SAÚDE BUCAL DO IDOSO.............................11

    2.3 MINI AVALIAÇÃO NUTRICIONAL - MAN.........................17

    2.4 SAÚDE BUCAL E NUTRIÇÃO.........................19

3 OBJETIVOS 27

4 METODOLOGIA 29

5 RESULTADOS e DISCUSSÃO...35

6 CONCLUSÃO..47

REFERÊNCIAS 49

APÊNDICE A 57

APÊNDICE B 59

APÊNDICE C 61

ANEXO A 63

ANEXO B 65

ANEXO C..67

ANEXO D..69

4

1 INTRODUÇÃO

A população de idosos no mundo está em constante crescimento. No Brasil, representa 8,5% do total da população e, até o ano de 2025, esta população terá crescido 16 vezes em relação a 1950, enquanto que o total da população crescerá apenas cinco vezes. Esses resultados se devem à melhoria da qualidade de vida, representada pela queda dos indicadores de mortalidade, aumento do acesso e cobertura de serviços de saúde, diminuição da taxa de fertilidade entre as mulheres, diminuição da mortalidade infantil e ao aumento da expectativa de vida (KALACHE et al, 1987; RAMOS et al, 1987).

Ainda assim, a morbimortalidade em idosos é um assunto bastante preocupante, haja vista a multiplicidade de patologias nesta população, com o acúmulo de diversas doenças crônicas: hipertensão arterial sistêmica, diabetes, dispnéia, diminuição da acuidade visual e auditiva, problemas mentais, problemas orais, dentre outros (RITTER et al, 2004). Segundo Petersen e Yamamoto (2005) doenças crônicas e doenças orais compartilham os mesmos fatores de risco, o que destaca a importância de um trabalho multidisciplinar para objetivar o bem estar físico, emocional, mental e social do idoso. Entretanto, enquanto nos países desenvolvidos o envelhecimento populacional deu-se por meio de um processo lento, estabelecendo "bases" para proporcionar uma melhor qualidade de vida aos idosos; no Brasil, este mesmo processo aconteceu de forma muito rápida, aumentando essa parcela da população em 123% de 1970 a 2000 (SIQUEIRA et al, 2002). Com o aumento da expectativa de vida, cresce o número de idosos sem a cobertura das ações em saúde e saúde bucal (SILVEIRA NETO et al, 2007).

O aumento do número de idosos no Brasil, aumenta também a ocorrência de problemas de saúde, com repercussões na qualidade de vida desta população, como as más condições de saúde bucal (UNFER et al, 2006). As pessoas idosas têm se exposto mais a traumas e a doenças envolvendo o complexo dentoalveolar, o que aumenta a probabilidade de se tornarem totalmente ou parcialmente edêntulos. Além disso, condições sistêmicas, medicações múltiplas, radioterapia (cabeça e pescoço) também predispõe essa população a desenvolver desordens orais e faríngeas (SHIP et al, 1996; COSTA e SILVA, 2005).

A realidade da condição de saúde bucal da população foi recentemente desvelada pelo Levantamento das Condições de Saúde Bucal da População Brasileira realizado em todo país por meio do Projeto SB Brasil 2010 e, infelizmente, os resultados obtidos não foram muito animadores. Entre os idosos de 65 a 74 anos o CPO-D médio foi de 27,1, com a maioria correspondendo ao componente "extraído", 23% necessitavam de prótese total em pelo menos um maxilar e 15% necessitavam de prótese total dupla (BRASIL, 2011).

Todos estes fatores contribuem para alterar a função mastigatória e, consequentemente, geram algum efeito sob o estado nutricional, uma vez que afetam a mastigação e a escolha dos alimentos, interferindo na ingestão de fibras, frutas, vegetais e proteína animal, podendo levar à perda de peso corpóreo e à desnutrição (GRIEP et al,1996; MARSHALL et al, 2002). A desnutrição protéico-calórica está associada ao aumento da mortalidade e da susceptibilidade às infecções em idosos. Segundo Otero et al (2002), nos últimos anos, ocorre um processo de mudança no perfil de saúde da população brasileira, com predomínio das doenças crônicas, onde a desnutrição possui importante papel coadjuvante na determinação da ocorrência de óbitos quando é concomitante a patologias como pneumonia, infecções e outras. No Brasil, entre 1980 e 1997, ocorreram 36.955 óbitos por desnutrição em idosos (OTERO et al, 2002).

Assim, uma boa saúde bucal elimina problemas oro-faciais, melhora a mastigação, facilita a ingestão/digestão de alimentos e comunicação (sorrir, falar) e diminui o número de doenças vinculadas ao processo saúde-doença-cuidado de forma indivisível e indissociada do indivíduo (RITTER et al, 2004). O principal objetivo desse estudo é avaliar associação entre o estado de saúde bucal e o risco nutricional de idosos residentes em áreas cobertas pela Estratégia Saúde da Família em Teresina-PI.

2 REVISÃO DE LITERATURA

2.1 ASPECTOS GERAIS - TRANSIÇÃO DEMOGRÁFICA

O envelhecimento da população é uma aspiração natural de qualquer sociedade (KALACHE et al, 1987). O Brasil experimentou um declínio significativo da mortalidade infantil e eliminação de um grande número de doenças infecciosas, entre os anos 40 e 60, mantendo-se a fecundidade em níveis bastante altos, produzindo uma população quase-estável jovem e com rápido crescimento (BARROS, 1984; CARVALHO e GARCIA, 2003).

A partir do final da década de 60, a redução da fecundidade desencadeou o processo de transição da estrutura etária, o que levou a uma nova população quase-estável envelhecida e com ritmo de crescimento baixíssimo. A passagem de uma situação de alta mortalidade e alta fecundidade para uma de baixa mortalidade e, gradualmente, baixa fecundidade, traduziu-se numa elevação da expectativa de vida média da população e num aumento em termos absolutos e proporcionais do número de pessoas atingindo idades avançadas (RAMOS et al,1987). Assim, o Brasil deixou de ser um "país de jovens" e o envelhecimento tornou-se questão fundamental para as políticas públicas (CARVALHO e RODRÍGUEZ-WONG, 2008; IMHOF, 1985).

Essa transformação implicou a diminuição da população jovem; enquanto os grupos mais velhos aumentaram sua participação. É, pois, este padrão de crescimento diferenciado por idade, baixo ou negativo, no segmento jovem; médio ou baixo, para a população em idade ativa, até 2025, e praticamente nulo no restante do período; muito alto no contingente de idosos, que caracterizará a transição da estrutura etária brasileira durante a primeira metade do século XXI, conforme pode ser observado na Figura 1 (MOREIRA, 1997; IBGE, 2008).

8

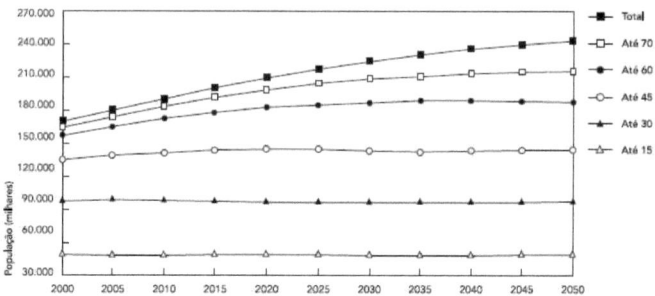

Fonte: Instituto Brasileiro de Geografia e Estatística, 2008.

Figura 1 - População acumulada até a idade indicada (anos). Brasil, 2000-2050

Este maior ritmo do crescimento da população idosa é que levará ao envelhecimento populacional. De 5%, em 1960, as pessoas com 60 anos ou mais de idade deverão corresponder, em 2050, a aproximadamente 19% da população brasileira, conforme pode ser observado na figura 2 (IBGE, 2009; RAMOS et al, 1987).

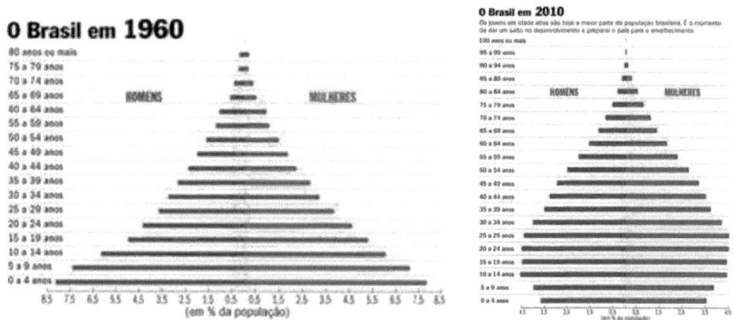

9

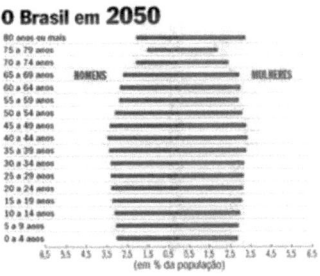

Fonte: IBGE, 2009

Figura 2 – Transição demográfica brasileira 1960 – 2050.

Os brasileiros com mais de 60 anos passaram a representar 8,6% da população. Esta proporção chegará a 14% em 2025 (32 milhões de idosos), com um aumento cada vez maior da expectativa de vida ao nascer e tendência à feminização deste envelhecimento (Figura 3). O que era antes o privilégio de poucos, chegarem à velhice, hoje passa a ser norma mesmo nos países mais pobres (LIMA-COSTA et al, 2004).

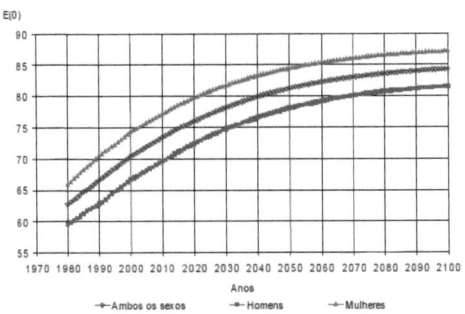

Fonte: Instituto Brasileiro de Geografia e Estatística, 2008.

Figura 3 - Esperança de vida ao nascer estimadas e projetadas: 1980-2100.

Os resultados do Censo 2000, divulgados pelo IBGE (2010), revelaram que havia 14,5 milhões (8% da população total) de idosos com 60 anos ou mais, enquanto que atualmente, no Censo 2010, este grupo foi o que mais cresceu na última década, alcançando 18 milhões de idosos (12% da população brasileira). A nova expectativa de vida do brasileiro é de 73,1 anos, sendo que entre as mulheres são registradas as menores taxas de mortalidade, representando 55,8% das pessoas com mais de 60 anos. A expectativa de vida feminina passou de 73,9 anos para 77 anos. Entre os homens, passou de 66,3 anos para 69,4 anos (IBGE, 2010).

Em 1950 o Brasil era o 16o país em número absoluto de idosos, já as perspectivas para 2020 será o 6o país com a maior população idosa, representando 16% da população brasileira. A pirâmide etária brasileira terá, pois, nova configuração. Enquanto a população humana total, em média, apresenta o crescimento anual de 1,7%, a faixa etária de 60 anos e mais é a que mais aumenta em termos proporcionais, por volta de 2,5% ao ano, sendo que este acréscimo é três vezes maior nos países em desenvolvimento. No período referente a 1970 e 2000, o número de idosos aumentou de tal forma que o formato, até então extremamente piramidal, da estrutura etária começou de sua base, a desaparecer, anunciando um rápido processo de envelhecimento e uma distribuição praticamente retangular, no futuro (figura 4) (JUNG, 2008).

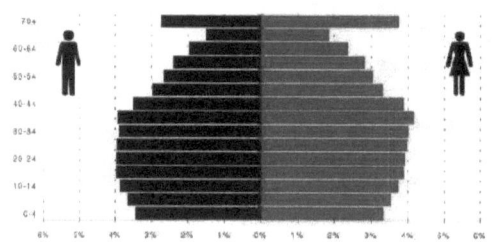

Fonte: JUNG, 2008

Figura 4 – Simulação da pirâmide etária brasileira para 2020.

O censo de 2011 mostra um alargamento do topo da pirâmide etária pelo crescimento da população com 65 anos ou mais que era de 4,8% em 1991, passou para 5,9% em 2000 e chegou a 7,4% em 2010 (IBGE, 2010).

Entretanto, segundo Cassal (2008), enquanto nos países desenvolvidos o envelhecimento ocorreu associado às melhorias nas condições gerais de vida, nos países em desenvolvimento, esse processo acontece de forma rápida, sem tempo para uma reorganização social e da área da saúde adequada para atender as novas demandas emergentes, tornando-se um dos maiores desafios da saúde pública. Assim, a problemática decorrente do envelhecimento, no que diz respeito à saúde, tende a ser a presença de doenças crônicas que requerem cuidados continuados e custosos, agravada pelo fato de persistirem enquanto prioridades problemas como desnutrição e doenças infecciosas (RAMOS et al, 1987).

Torna-se, pois, alarmante o fato de a população idosa vir crescendo rapidamente em todo o mundo, sem a existência de programas de saúde suficientes para cobrir as necessidades apresentadas por esse segmento. As doenças degenerativas também estão mais freqüentes nesta população e muitas delas têm na alimentação e na nutrição fatores agravantes ou desencadeadores. A nutrição adequada é fundamental para um envelhecimento com qualidade de vida e a saúde oral pode influenciar na nutrição (CASSAL, 2008).

2.2 SAÚDE BUCAL DO IDOSO

A saúde bucal é um conjunto de condições, objetivas e subjetivas, que possibilita ao ser humano exercer funções como mastigação, deglutição e fonação, além de sua dimensão estética (LEBRÃO, 2003). Ela foi definida, na 1a Conferência Nacional de Saúde Bucal (1986), como "parte integrante e inseparável da saúde geral do indivíduo, e está diretamente direcionada às condições de alimentação, moradia, trabalho, renda, acesso aos serviços de saúde e a informação". Estudos recentes indicam que a inter-relação entre saúde bucal e saúde geral é especialmente pronunciada neste grupo populacional (HIRAMATSU et al, 2007; REIS e MARCELO, 2006).

Algumas preocupações têm surgido a respeito do aparecimento de doenças cardiovasculares e câncer em pacientes edêntulos. A presença de dentes naturais e de próteses bem adaptadas está associada com uma ingestão maior e mais variada de nutrientes. Tanto a perda dentária como doenças crônicas podem ser reduzidas a partir de modificações nos hábitos de vida e comportamento, pois compartilham os mesmos fatores de risco (CASSAL, 2008).

Experiências de dor associada a problemas bucais e problemas para comer, mastigar, sorrir e se comunicar tendem a afetar o bem-estar do indivíduo. Assim, o apropriado acesso ao cuidado da saúde bucal melhora a qualidade de vida de uma maneira geral (MARIÑO et al, 2008).

No Brasil, o estado de saúde bucal dos idosos tem sido descrito como precário e caracterizado por perda dental extensa ou completa. A perda do órgão dental relacionada a exodontias provocadas por doenças evitáveis, entre elas, a cárie dentária e as doenças periodontais, é muito elevada, com expressivo incremento das perdas com a idade (HIRAMATSU et al, 2007).

Diversos estudos epidemiológicos brasileiros comprovam a realidade apresentada (tabela 1), com predominância do componente Perdido (dente permanente extraído) para o grupo dos idosos e, conseqüentemente, uma alta prevalência de edentulismo (CANGUSSU et al, 2001; CARNEIRO et al, 2005; COLUSSI et al, 2004; FERREIRA et al, 2009; GAIÃO et al, 2005; LOPES et al, 2010; REIS et al, 2005; ROSA et al, 1992; SILVA e JÚNIOR, 2000; SILVA et al, 2005;).

A perda dentária tem sido associada a fatores como recursos financeiros limitados e baixo nível de educação. A falta de assistência odontológica posterior a colocação da prótese é um dos fatores que justifica os elevados percentuais de necessidade de reparo ou substituição e a alta prevalência de lesões associadas às mesmas (CASSAL, 2008).

Na literatura podem ser encontrados diversos estudos de abrangência local, geralmente de uma única cidade, nos quais o autor se propõe a avaliar as condições de saúde bucal de idosos, sendo geralmente encontrada uma grande percentagem de pacientes necessitando de um tratamento imediato.

O primeiro estudo, de abrangência nacional, para identificar demandas e necessidades de saúde da população foi conduzido pelo Ministério da Saúde em 1986, realizado na zona urbana de 16 capitais, representativo das cinco regiões brasileiras. A pesquisa foi realizada em crianças, adolescentes, adultos e idosos obtendo dados relativos à cárie dentária, doença periodontal e acesso a serviços e, nela, puderam-se detectar graves condições de saúde bucal (BRASIL, 2004).

Rosa et al (1992) estudaram as condições de saúde bucal de 236 idosos na cidade de São Paulo, em 1989. O CPO-D médio foi de 29,03 para os idosos institucionalizados, com o componente perdido representando 93,5% deste valor e de 30,97 para os não institucionalizados, onde o componente perdido representou 96,1% do CPO-D. Dos indivíduos examinados no domicílio, 65% eram edêntulos e destes 76% usavam prótese total superior e inferior, estando, portanto, com a mastigação reabilitada. Em relação aos examinados nas instituições, somente 30% usava prótese total superior e inferior e o restante apresentava o processo mastigatório deficiente.

Quadro 01 – Revisão dos estudos epidemiológicos brasileiros em idosos com amostra, CPO-D, percentual de dentes extraídos, edêntulos e região do país.

Artigo	Amostra	CPO-D	Dentes extraídos (%)	Edêntulos (%)	Região
Rosa et al (1992)[7]	236	29,03(I)* 30,97(N)*	93,5(I)* 96,1(N)*	65(I)* 83,5(N)*	São Paulo (SP)
Silva & Júnior (2000)[8]	194	30,91(I)* 30,27(N)*	93,33(I)* 88,08(N)*	72(I)* 60(N)*	Araraquara (SP) Itatiba (SP)
Cangussu et al (2001)[9]	50	28,14	87,00	-	
Colussi et al (2004)[10]	277	28,9	92,1	48,4	Biguaçu (SC)
Gaião et al (2005)[11]	160	29,73	95,5	58,1	Fortaleza (CE)
Silva et al (2005)[12]	112	29,13	76,1	45,5	Rio Claro (SP)
Reis et al (2005)[13]	289	30,17	95,38	69,20	Goiânia (GO)
Carneiro et al(2005)[14]	293	30,8	96,3	68,3	São Paulo(SP)
Mesas et al (2006)[15]	267	27,9	85,9	43,1	Londrina (PR)

Ferreira *et al* **(2009)**[16]	335	30,8	94,2	74,9	Belo Horizonte (MG)
Lopes *et al* **(2010)**[17]	118	30,6	93,9	-	Araras (SP)

(I)*idosos institucionalizados (N)*idosos não institucionalizados

Silva e Júnior (2000) avaliaram as condições de saúde bucal em 194 idosos no município de Araraquara. A idade média encontrada foi 71,4 anos, com 63% dos idosos do sexo feminino. A falta de dentes foi observada em 72% das pessoas institucionalizadas e 60% das pessoas não institucionalizadas. O CPO-D foi de 30,91 para os idosos institucionalizados e de 30,27 para os não institucionalizados. Este índice revelou que mais de 90% dos dentes estavam perdidos. As próteses dentárias eram utilizadas por 63% das pessoas institucionalizadas e 80% entre os não institucionalizados, indicando que boa parte das próteses em uso não estava em condições clínicas satisfatórias e necessitava de substituição.

Cangussu et al (2001) realizaram um trabalho para observar as condições de saúde bucal nas faixas etárias de 35-44 anos e 65 anos ou mais, em indivíduos residentes em Itatiba/SP. O CPO-D encontrado foi de, respectivamente, 21,01 e 28,14, com alto percentual de perda dentária e uso e necessidade de prótese. Cerca de 49% dos idosos não tinham qualquer tipo de prótese e 36% faziam uso de prótese total. A necessidade de prótese mostrou-se grande para o grupo dos idosos, principalmente para o arco inferior, o que interfere diretamente na mastigação.

Outro levantamento epidemiológico, realizado em âmbito nacional em 2002/2003, o SB Brasil 2003, realizou exames em populações urbanas e rurais de 250 municípios das cinco regiões do país. Observou-se que os idosos tinham 26 dentes extraídos, em média, e que três a cada quatro idoso não possuíam nenhum dente funcional; desses, mais de 36% necessitam de pelo menos uma dentadura (BRASIL, 2004). Hugo et al (2007) analisaram os dados obtidos a partir do SB Brasil 2003 para o grupo dos idosos, associando a perda de dentes (parcial ou completa) com variáveis demográficas (idade, sexo, escolaridade), de condições de habitação e de qualidade de vida. Indivíduos com 1-19 dentes e os edêntulos tiveram 2,28 e 2,18 vezes mais chances, respectivamente, de classificar sua capacidade mastigatória ruim do que indivíduos com 20 ou mais dentes.

Colussi et al (2004) examinaram 277 idosos residentes na área urbana e rural de Biguaçu, SC. O CPO-D médio encontrado foi de 28,9, com grande porcentual de dentes extraídos (92,1%) e menor participação dos componentes "Cariado" (5,5%) e "Obturado" (2,4%). A prevalência de edêntulos foi de 48,4% da população. O uso de prótese foi mais frequente no arco superior, onde apenas 1,8% não usava nem necessitava de prótese. Para o arco inferior, esse porcentual foi de 4%.

Silva et al (2005) realizaram um estudo que fez parte do Levantamento das Condições de Saúde Bucal do Estado de São Paulo, com a participação de 25 municípios pertencentes à Direção Regional de Saúde da região de Piracicaba, a fim de verificar a prevalência de cárie, edentulismo e uso e necessidade de prótese em idosos e adultos na cidade de Rio Claro, São Paulo. A amostra foi composta por 101 idosos de 65 a 74 anos. Para os idosos, o CPO-D = 32 foi representado por 83,2%, sendo que a porcentagem de edentulismo foi de 74,25% para os idosos e 8,91% para os adultos. A condição periodontal com maior prevalência foi periodonto hígido, em que 19 idosos e 73 adultos representaram 70,4% e 79,3%, seguido de cálculo, em que 25,9% e 14,1% possuíam estas condições. A perda de inserção com maior frequência foi entre 0 e 3 mm com uma porcentagem de 85,2% para os idosos e 86,8 % para os adultos. Da amostra de idosos, 52,48% usavam próteses totais superiores e 35,64%, inferiores. Com relação à necessidade de próteses totais pelos idosos, 48,51% para a superior e de 45,54% para a inferior.

Carneiro et al (2005) realizaram um estudo com 293 idosos institucionalizados na cidade de São Paulo, encontraram uma alta porcentagem de dentes perdidos (96,3%), CPO-D de 30,8; edentulismo em 68,3% dos idosos e 33,0% com bolsas entre 6 e 8mm. Uso predominante de próteses totais superiores, entretanto uma grande parte (42,0%) ainda não usava nenhum tipo de prótese.

Outro estudo realizado com 160 idosos institucionalizados na cidade de Fortaleza/CE encontrou uma idade média foi de 76,6 anos e o CPO-D 29,73, com maior contribuição do componente dente perdido. Grande parte dos idosos (58,1%) eram totalmente desdentados, mas 70% do total dos idosos não usavam nenhum tipo de prótese superior e 81,3%, de prótese inferior. Quanto à necessidade de prótese, 84,4% necessitavam de algum tipo de prótese superior e 88,7% de prótese inferior (GAIÃO et al, 2005).

Silva et al (2005) buscaram avaliar as condições de saúde bucal clinicamente e através da autopercepção. A amostra foi de 112 indivíduos com mais de 60 anos, residentes em Rio Claro, São Paulo. O CPO-D foi de 29,13, a porcentagem de indivíduos edêntulos foi de 45,5%, dentre os quais, 69,6% usavam próteses totais superiores, e 42,9%, inferiores.

Em um estudo realizado com 289 idosos institucionalizados na cidade de Goiânia-GO, obtiveram-se como prevalências de cárie e edentulismo 100% e 69,20%, respectivamente. O CPO-D médio foi 30,17, havendo predomínio do componente extraído e 69,20% eram edêntulos. Quase a metade (49,48%) usava e 80,28% necessitavam de alguma prótese, sendo que o tipo de prótese mais comum foi a total: 45,33% dos examinados usavam este tipo de prótese na arcada superior e 24,57% na inferior; enquanto 59,17% e 51,21% necessitavam na arcada superior e inferior, respectivamente (REIS et al, 2005).

Mesas et al (2006) realizaram um estudo para verificar a saúde bucal em 267 idosos residentes em uma área urbana do município de Londrina, Paraná. A média foi de 66,5 anos, 59,2% nunca estudaram ou tinham escolaridade inferior a 4 anos de estudo e 59,9% eram mulheres. O CPO-D foi de 27,9, com maior participação dos dentes perdidos (85,9%). O edentulismo foi detectado em 43,1% dos idosos. Dos sextantes que possibilitaram avaliação periodontal, 49,2% apresentavam bolsa periodontal. A necessidade de prótese foi de 45,7% na arcada inferior e 19,1% na superior. Dos indivíduos que usavam prótese, 40,7% apresentavam lesões de mucosa.

Ferreira et al (2009) descreveram a saúde bucal de 335 idosos residentes em instituições de longa permanência de Belo Horizonte, Minas Gerais. O CPO-D foi de 30,8, com predomínio do componente perdido (94,2%) e 57,1% dos idosos apresentaram experiência de cárie radicular.

Lopes et al (2010) buscaram verificar a condição bucal de idosos institucionalizados na cidade de Araras (SP) e também avaliar a necessidade de tratamento dessa população. Em relação à autopercepção dos voluntários quanto à sua condição bucal, 90,67% dos indivíduos acham que a condição bucal não afeta a sua qualidade de vida. Com o exame intra-oral, obteve-se um CPO-D médio igual a 30,6 com o componente perdido contribuindo com 93,9% do valor da prevalência de cárie (p= 28,7).

O Projeto SB Brasil 2010, por sua vez, foi realizado seguindo os padrões do SB Brasil 2003 para proporcionar uma comparação entre as condições de saúde bucal dos brasileiros nestes períodos distintos, afim de se observar o quanto houve avanço na saúde bucal. Entretanto, o período de sete anos entre os dois estudos foi muito pequeno para se observar grandes diferenças no grupo dos idosos, uma vez que já no SB Brasil 2003 a população adulta e idosa se apresentava bastante mutilada de tal forma que os dados relativos ao CPO-D mostraram-se, no SB Brasil 2010, como resultado de um acúmulo da cárie e suas consequências ao longo da vida. Entre os idosos de 65 a 74 anos, o SB Brasil 2010 encontrou um CPO-D médio de 27,1, 23% necessitavam de prótese total em pelo menos um maxilar e 15% necessitavam de prótese total dupla (BRASIL, 2011).

Desse contexto decorre que os idosos frequentemente apresentam diminuição da capacidade mastigatória, dificuldade de deglutição, secura na boca, modificações no paladar e perda de dimensão vertical; características estas que não devem ser associadas a um envelhecimento normal e que têm efeitos cumulativos negativos que podem ser devastadores sobre o indivíduo (LEBRÃO, 2003).

2.3 MINI AVALIAÇÃO NUTRICIONAL

A nutrição é a variável externa mais importante que afeta a velhice. A ingestão nutricional deficiente acarreta um estado nutricional inadequado e acelera os problemas de saúde previamente existentes. A desnutrição em idosos aumenta significativamente a morbi-mortalidade nesse grupo (CASSAL, 2008).

A Mini Avaliação Nutricional (MAN) permite não somente avaliar o estado nutricional como também a identificação das causas da desnutrição e os indivíduos que necessitam receber intervenção precoce, sendo utilizada por várias instituições do mundo. Ela já foi traduzida para várias línguas, como português, francês, italiano, japonês, alemão, espanhol, dentre outras (GUIGOZ et al, 1996).

Na Franca, em Toulouse, foram realizados estudos para o teste e a validação da MAN com idosos saudáveis e frágeis, sua avaliação demonstrou ser 92% e 98% acurada, comparando-se, respectivamente, com a avaliação clínica e nutricional completa, com antropometria, exames bioquímicos e dietéticos, sendo estas técnicas consideradas padrão-ouro para classificar os idosos diretamente como desnutridos ou não-desnutridos, utilizando apenas a MAN, sem a necessidade da realização da avaliação bioquímica (GUIGOZ et al, 1996).

A sensibilidade da MAN é de 96%, a especificidade de 98% e o valor de prognóstico para a desnutrição é de 97%, considerando o estado clínico como referência (GUIGOZ et al, 2002).

Por ser um bom instrumento de triagem para risco de desnutrição nos idosos, torna-se importante seu conhecimento e aperfeiçoamento, pois não necessita de testes bioquímicos e pode ser aplicada num curto espaço de tempo, Além disso, existem evidências de que os fatores de risco detectáveis de desnutrição precedam a perda de peso e a queda dos níveis de albumina. Apesar das inúmeras vantagens relatadas, a MAN pode ter limitações, categorizando alguns indivíduos saudáveis como em risco de desnutrição e vice-versa, no entanto, seus autores consideram de utilidade na prática clínica a sua habilidade de selecionar precocemente idosos em risco de se desnutrirem (DALACORTE, 2002).

A MAN é, pois, um instrumento que possibilita o acompanhamento constante do estado nutricional de indivíduos idosos, uma vez que a alimentação adequada nesta faixa etária é importante tanto para a manutenção quanto para a recuperação do estado nutricional adequado. Ela afere problemas nutricionais antes que marcadores como IMC e níveis séricos apareçam alterados (FRANK e SOARES, 2002).

Barrone et al (2003) verificaram a eficácia do método, quanto à avaliação do risco de desnutrição, antes das manifestações de mudança de peso ou níveis de albumina nos idosos avaliados, encontrando resultados positivos.

Como nos últimos anos os estudos têm mostrado prevalências altas de idosos desnutridos, oscilando de 15 a 60% dependendo do local de onde o idoso se encontra (asilos, casa ou hospitais), a detecção inicial da desnutrição neste idoso torna-se, então, muito importante, principalmente no tratamento da mesma, uma vez que, quando não diagnosticada precocemente, pode resultar em deterioração da saúde (BUENO et al, 2008; CASAS et al, 2004; EMED et al, 2006). Por este motivo, segundo Ferreira (2005), a MAN tem sido muito utilizada na abordagem do estado nutricional de idosos do mundo todo, como na Europa e no Chile, porém ainda são limitados e recentes os relatos com os idosos brasileiros.

Essa mini avaliação compreende 18 itens agrupados em 4 categorias: antropometria (peso, altura e perda de peso), cuidados gerais (estilo de vida, uso de medicação e mobilidade), dieta (número de refeições, ingestão de alimentos e líquidos, autonomia para comer sozinho) e auto avaliação (percepção da saúde e do estado nutricional). As primeiras seis perguntas (alteração na ingestão alimentar, perda de peso, mobilidade, estresse psicológico, problemas neurológicos, IMC) compreendem a triagem nutricional. Cada resposta recebe um valor, os quais são somados perfazendo um escore final. Idosos que apresentam escore de pelo menos 12 pontos devem ter a avaliação interrompida. As próximas 12 perguntas compreendem a avaliação global. Um escore total (soma dos pontos da triagem e da avaliação global) maior ou igual a 24 indica um bom estado nutricional, de 17 a 23,5 indica risco de desnutrição e abaixo de 17, desnutrição. Torna-se importante ressaltar que a circunferência do braço deve ser medida no ponto médio entre o acrômio e o olécrono e a circunferência da panturrilha, por sua vez, deve ser mensurada com o idoso sentado com pés ligeiramente afastados e a perna direita em ângulo de 45o, sendo a fita colocada na circunferência máxima da panturrilha (EMED et al, 2006; HUDGENS e LANGKAMO-HENKEN, 2004;).

Entretanto, nenhum dos métodos existentes para avaliação do estado nutricional pode seguramente diferenciar entre mudanças causadas por deficiência nutricional daquelas causadas pelo próprio processo fisiológico de envelhecimento, o qual por si só implica em algumas mudanças nas necessidades nutricionais dos idosos (COSTA e SILVA, 2005).

2.4 SAÚDE BUCAL E NUTRIÇÃO

Nutrição e saúde bucal estão intimamente ligadas. A dieta e suas consequências nutricionais podem levar a uma profunda influência no desenvolvimento e manutenção dos dentes e no desenvolvimento e progressão das doenças da cavidade bucal. Por outro lado, as doenças da cavidade bucal podem influenciar a dieta e o estado nutricional (HORNICK, 2002; NIESSEN e JONES, 1984).

A presença, o número e a distribuição de dentes naturais estão relacionados com a capacidade de comer certos alimentos, interferindo no consumo de nutrientes. Assim, além de facilitar a deglutição, a mastigação é importante na produção de saliva e suco gástrico. O ato mastigatório também proporciona prazer e satisfação emocional, contribuindo para a o bem-estar físico, a saúde mental e emocional do paciente (ETTINGER, 1998; MARCENES et al, 2003; YOSHIHARA et al, 2005).

Segundo Cassal (2008), a perda dentária tem sido associada com mudança nas escolhas dos alimentos e com a deficiência nutricional em idosos. Pessoas que não conseguem mastigar ou cortar alimentos confortavelmente consomem menos alimentos com alto teor de fibras como pães, frutas e vegetais, reduzindo sua ingestão de nutrientes essenciais. Assim, a perda dentária acaba afetando a qualidade da dieta e a ingestão de nutrientes de maneira que pode aumentar o risco para muitas doenças sistêmicas.

Uma mastigação adequada é, pois, importante para uma boa nutrição, mantendo íntegra a capacidade de digerir e absorver os alimentos. Alterações mastigatórias do idoso justificam-se pela ausência de dentes, que causa redução da capacidade mastigatória (CAMPOS et al, 2000).

O coeficiente de mastigação e a força muscular do idoso ficam reduzidos e, consequentemente, a fragmentação dos alimentos não é realizada de forma adequada, sendo estes engolidos, mas não mastigados. Entretanto, o piloro só deixa passar para o intestino partículas de pequeníssimas dimensões. O menor grau de fragmentação obtido na ausência de dentes aumenta a duração do tempo dos alimentos no estômago, exigindo deste um esforço a mais que nunca compensa a mastigação. Alguns alimentos que não foram triturados na boca nunca serão absorvidos e uma parte dos alimentos não-digerida será eliminada. Outros alimentos, principalmente vegetais, têm suas substâncias nutritivas revestidas por uma capa de celulose refratária à ação das enzimas digestivas. Dessa forma, se estes alimentos não forem bem triturados, esta película não será rompida e o alimento não será digerido, por isso ervilhas, por exemplo, engolidas sem mastigar saem intactas nas fezes (TOSELLO et al, 2001).

A perda dentária é a causa mais freqüente do comprometimento da mastigação, estando relacionada com a redução da capacidade mastigatória e da percepção da habilidade mastigatória. Idosos edêntulos sem o uso de próteses podem estar em risco aumentado para desnutrição. Assim, muitos idosos usam processamentos para tornar os alimentos mais fáceis para comer. Alguns tipos de processamentos, como cozimentos longos, alteram o valor nutricional dos vegetais degradando nutrientes essenciais como vitamina c, tiamina e folatos, reduzindo a biodisponibilidade desses nutrientes no alimento ingerido (DUPUIS, 2008). Segundo

De Marchi (2007), o idoso que possui menor capacidade mastigatória ou que sente dor e/ou desconforto ao mastigar pode engolir os alimentos mastigados de forma insuficiente, reduzindo assim sua biodisponibilidade, uma vez que pedaços maiores de alimentos são menos aproveitados pelo trato gastrintestinal (DE MARCHI, 2007).

A perda de apetite que muitas vezes acomete a população idosa pode resultar do declínio dos receptores sensoriais periféricos, causado pela degeneração das papilas gustativas na língua, e dos receptores olfativos. Ocorre também o declínio dos centros do apetite, do paladar e do olfato, diminuição da acuidade visual e auditiva e lenta renovação das papilas gustativas. Todos esses fatores interferem desde o estímulo do apetite até sua seleção e modo de preparo (CAMPOS et al, 2000). Segundo Budtz-Jorgensen (1999) 30% da população edêntula ou mal-aparelhada apresentam problemas de má nutrição.

Idosos edêntulos podem experimentar dor, desconforto ou pobre estabilidade da prótese devido a uma reabsorção alveolar severa ou presença de lesões de mucosa. O uso de próteses consideradas insatisfatórias, com distribuição desfavorável das forças oclusais sobre uma menor área do rebordo inferior, causa desconforto, dor, reações inflamatórias e problemas funcionais básicos como dificuldade para pronunciar certas palavras, assim como para mastigar (OLIVEIRA e FRIGERIO, 2005).

Para satisfazer as necessidades energéticas e alimentares do organismo, o alimento deve ser mastigado, insalivado, deglutido, digerido no tubo digestivo e, por fim, absorvido no nível do intestino. Entretanto, a ausência dos dentes repercute na digestão, especialmente na absorção intestinal. Associado a este fator, os idosos geralmente apresentam uma alimentação simplificada, desequilibrada e inadequada às suas necessidades, com atração aos alimentos glicídicos, mais moles e macios, e resistência às carnes e legumes verdes, difíceis de mastigar (NOWJACK-RAYMER e SHEIHAM, 2003).

Os riscos de má nutrição aumentam com a idade, pois o apetite diminui, o ganho calórico baixa e os elementos nutritivos não são tão bem usados pelo organismo. Essa má nutrição pode ser conseqüência tanto de uma razão exógena (perda de apetite, dificuldades de alimentação causadas pela perda dos dentes e por um mau estado bucodental, ingestão de medicamentos que diminuem o apetite e o paladar) quanto de razões endógenas (hipermetabolismo relacionado a alguma síndrome inflamatória crônica) (KOHYAMA et al, 2003).

Assim, a reabilitação da função mastigatória recupera a capacidade para consumir alimentos de textura dura que exigem uma capacidade mastigatória maior, como vegetais e frutas cruas, que contribuem para a ingestão de fibras na dieta, ajudando na função digestiva e atuando como fator coadjuvante de uma boa nutrição (COSTA e SILVA, 2005).

Modificações na dieta podem então ocorrer como conseqüência de um aparato mastigatório insatisfatório. Pacientes edêntulos ou com próteses mal adaptadas ou com lesões nos tecidos moles/duros enfrentam uma mastigação inadequada e uma deglutição difícil. Durante a mastigação, a mucosa bucal torna-se mais vulnerável a traumas, fator que pode interferir na habilidade de selecionar os alimentos e na adaptação das próteses, que na maioria das situações ocasiona lesões. O alimento, quando mastigado indevidamente antes de ser deglutido, sofre alterações subseqüentes do processo digestivo, resultando em problemas gastrintestinais, ou se a dieta é alterada para acomodar melhor o declínio da eficiência mastigatória, leva a um aumento no consumo de alimentos macios, fáceis para mastigar, o que pode significar um aumento no consumo de carboidratos, açúcares e gorduras. Entretanto, além da condição bucal, outros aspectos influenciam a capacidade mastigatória, como fatores psicológicos e sistêmicos (SMITH et al, 2005).

O desenvolvimento da desnutrição é um processo continuo que inicia com um consumo inadequado de alimentos e continua com alterações nos índices bioquímicos e na composição corporal. Uma nutrição adequada contribui com a saúde e bem estar do idoso e com sua habilidade de recuperação de doenças (DE MARCHI, 2007).

As perdas dentárias não-compensadas ou mal compensadas alteram a eficácia do tempo bucal da deglutição. A diminuição salivar torna a mastigação de certos alimentos desagradável e interfere nas escolhas alimentares. Conseqüentemente, o idoso comerá alimentos mais moles, batidos ou muito cozidos, portanto com perda de vitaminas, e que não estimulam a salivação. A alimentação torna-se então menos variada e com algumas carências. A alteração da sensibilidade gustativa também modifica as escolhas alimentares, podendo ser desfavorável à saúde do idoso, o qual tende a comer com mais açúcar e com mais sal. Associado a isso, o edentulismo modifica o comportamento nutricional, o que acarreta deficiências de vitaminas e conseqüências como fadiga, distúrbios do sono e da memória (DUPUIS, 2008).

A alimentação desempenha um papel importante na prevenção de doenças sistêmicas, especialmente as crônicas, como o câncer, diabetes, hipertensão, cardiopatias e catarata devendo, pois, ser estimulada e, quando possível, orientada por um profissional especializado. O consumo exagerado de gorduras saturadas e a diminuição da ingestão de fibras, caroteno e antioxidantes aumentam o risco de doenças cardiovasculares. Já a diminuição da ingestão de frutas, vegetais e vitaminas C podem aumentar o risco de câncer e o surgimento de catarata. E ainda, a diminuição do consumo diário de alimentos que contenham cálcio está relacionada ao alto índice de fratura óssea em adultos (HARFORD, 2009; TU e GILTHORPE, 2005; WALLS e STEELE, 2004).

Segundo um estudo realizado por Campos et al (2000) as pessoas que usam dentadura mastigam 75% a 85% menos eficientemente do que aquelas com dentes naturais, levando à diminuição do consumo de carnes, frutas e verduras secas. Além disso, a consistência da dieta muda, havendo um consumo maior de alimentos macios, facilmente mastigáveis, pobres em fibras, vitaminas e minerais, ocasionando um consumo inadequado de energia, ferro e vitaminas.

Um estudo americano em Iowa, por sua vez, também evidenciou que a média de consumo de nutrientes foi significativamente menor nos idosos que tiveram menos dentes naturais ou funcionais ou problemas de oclusão das próteses (MARSHALL et al, 2002). Segundo Abnet et al (2005), a perda dentária também foi associada com morte geral, morte por câncer gastrintestinal, doença cardíaca e AVC. Um levantamento da saúde bucal, nutricional e psicológica foi realizado por Daly et al (2003) com uma amostra de 49 indivíduos. Um quarto da amostra relatou mudanças nos hábitos alimentares devido a problemas dentais, 56% relataram a dificuldade mastigatória como conseqüência dos problemas com seus dentes ou próteses e 36 relataram interromper as refeições devido aos problemas bucais. O número de dentes estava associado com os resultados da MAN e com o número de alimentos consumidos. Os menores resultados da MAN foram associados com a idade, indicando que indivíduos mais velhos sofrem um risco maior de apresentarem um estado nutricional deficiente. A dieta pobre e a má escolha dos alimentos estavam associadas com o declínio do número de dentes e com o aumento da idade.

Oliveira e Frigerio (2005) realizaram um estudo em pacientes funcionalmente independentes desdentados totais. Reabilitados por próteses totais convencionais (PTC) maxilares e mandibulares ou próteses totais mucoso-suportada-implanto-retidas (PTMSIR) mandibulares e PTC maxilares. Com a aplicação da Mini-Avaliação Nutricional – MAN encontraram risco de desnutrição para os usuários da PTC (56,5%) e melhor estado nutricional para os portadores de PTMSIR (76,5%).

De Marchi et al (2008) buscaram verificar a associação entre o estado bucal e o estado nutricional, através da Mini-Avaliação-Nutricional (MAN), de 471 idosos independentes de Carlos Barbosa, RS. Idosos edêntulos sem uso de prótese total inferior e aqueles que reportaram sua saúde gengival como insatisfatória estiveram em risco de desnutrição/desnutrição.

Dias-da-Costa et al (2010) realizaram um estudo com 5124 idosos de 250 municípios brasileiros, no qual a capacidade mastigatória referida insatisfatória pelos idosos foi fundamentalmente condicionada pela perda dentária, pelos altos níveis de edentulismo e altas prevalências de cáries e doenças periodontais, sendo mais prevalente à medida em que se diminuía o nível de renda. Assim, apontam para a importância de uma dentição em perfeito funcionamento, refletindo uma capacidade mastigatória satisfatória, que garante ingestão de nutrientes provenientes de proteína animal, frutas e verduras.

Mesas et al (2010) buscaram verificar a associação entre déficit nutricional e problemas de saúde bucal em 267 idosos não institucionalizados residentes em uma área urbana do município de Londrina, Paraná. A população em estudo foi composta por todos os indivíduos com idade entre 60 e 74 anos, funcionalmente independentes e residentes na área de abrangência de uma equipe do programa Saúde da Família da unidade básica de saúde local. A idade média da população foi de 66,5 anos, sendo 59,9% mulheres e 40,1% homens. O uso de prótese foi maior na arcada superior (73,8%) do que na inferior (49,1%), e a prótese total foi mais frequente que a prótese parcial removível nas duas arcadas. Houve associação entre o comprometimento da saúde bucal com o déficit nutricional, sendo que a ausência de oclusão posterior, a doença periodontal avançada, o fluxo salivar estimulado <0,7ml/minuto e a autopercepção negativa da saúde bucal foram as variáveis odontológicas que mais interferiram nesta relação.

Algumas mudanças bucais, como perda dental, diminuição do fluxo salivar, atrofia da mucosa oral e musculatura, além da perda do paladar, contribuem para alterar a função mastigatória, interferindo na escolha dos alimentos e, consequentemente, no estado nutricional. A saúde bucal, portanto, é um fator contribuinte para uma nutrição deficiente em idosos que têm outros fatores de risco associados (GRIEP, 1996).

A prevenção da perda dental, manutenção da dentição natural e a reabilitação protética de dentes perdidos por meio da manutenção de próteses mandibulares adequadas poderiam melhorar a dieta dos idosos, sendo importantes na alimentação e na preservação da saúde geral (MARSHALL et al, 2002).

3 OBJETIVOS

OBJETIVO GERAL:

Avaliar a associação entre o estado de saúde bucal e o risco nutricional de idosos residentes em áreas cobertas pela Estratégia Saúde da Família em Teresina-PI.

OBJETIVOS ESPECÍFICOS:

Diagnosticar as condições de saúde bucal e associar seus componentes à situação nutricional;

Determinar a prevalência de edentulismo, de lesões nos tecidos moles e de uso de próteses dentárias, associando estas variáveis à situação nutricional.

4 METODOLOGIA

Este estudo fez parte de um projeto temático multidisciplinar, com a participação de pesquisadores do Departamento de Odontologia e do Departamento de Nutrição da UFPI. A aluna do Mestrado em Ciências e Saúde – UFPI foi responsável pela realização do exame odontológico e a aluna do Programa de Pós-Graduação em Alimentos e Nutrição – UFPI foi responsável pela realização da MAN. O estudo também contou com a colaboração de alunos de iniciação científica da UFPI, graduandos em Odontologia e Nutrição. A revisão de literatura foi realizada por meio do acesso direto a base de dados da internet (www.bireme.br, www.periodicos.capes.gov.br, http://www.sciencedirect.com), empregando como palavras chaves elderly, edentulism, oral health, nutrition, MNA/MAN.

4.1 Delineamento do estudo

Este é um estudo transversal, analítico observacional realizado em idosos residentes em áreas cobertas pela Estratégia Saúde da Família no município de Teresina-PI.

4.2 População do estudo

A população do estudo compreendeu idosos com 60 anos e mais de idade, de ambos os gêneros, e residentes em áreas cobertas por equipes da Estratégia Saúde da Família (ESF) no município de Teresina-PI.

4.3 Amostra

Para representar a população estudada foram pesquisados 324 idosos. Considerou-se para o cálculo amostral a população de pessoas com 60 anos e mais de idade na cidade de Teresina, dados repassados pela Fundação Municipal de Saúde que em abril/2010 estava em torno de 67.362. Este tamanho de amostra foi calculado a partir dos dados de edentulismo obtidos no SB BRASIL 2003, permitindo estimativas com margem de erro de ± 5,54% e intervalo de confiança de 95% ou amostragem casual simples, isto é, $n = 1,96^2 \times \dfrac{0,50 \times 0,50}{0,0554^2} = 320$, onde 1,96 é o escore da curva normal para o intervalo de 95%; 0,0554 é o erro amostral máximo e 0,50 é o valor do parâmetro que permite uma variância máxima.

A amostragem foi probabilística em duas fases. Na primeira sessão, foram selecionadas por meio de sorteio aleatório, de cada Regional de saúde do município, três ESF da zona urbana e uma ESF da zona rural, de tal forma que se obteve três equipes da Regional Leste/Sudeste zona urbana (Equipes Santa Bárbara, Satélite e Planalto Uruguai), três equipes da Regional Norte zona urbana (Equipes Mocambinho, Primavera e Matadouro), três equipes da Regional Sul zona urbana (Equipes Vermelha, Vila da Paz e Monte Castelo) e três equipes da zona rural (uma equipe de cada regional – Equipes Coroatá, Dois Irmãos e Chapadinha Sul). O sorteio das equipes foi feito por meio do uso de uma tabela de números aleatórios (ANEXO C) em que se escolheu a 1° e a 2° coluna para selecionar cinco números entre 01 e 24 na direção da 1ª à última linha da tabela.

Na segunda fase, foram sorteados 15% dos idosos das equipes que foram selecionadas na primeira fase. Uma lista com os nomes dos idosos por ordem alfabética foi elaborada a partir do cadastro dos Agentes Comunitários de Saúde (ACS). A escolha do idoso deu-se por amostragem sistemática, sendo o primeiro escolhido ao acaso entre os nomes que ocupam a 1ª e a 6ª posição na listagem, e assim a cada seis idosos listados, um foi pesquisado. O intervalo de escolha foi determinado pela relação entre o número de idosos e o tamanho da amostra (15%) calculada para a equipe.

Dessa maneira, buscou-se levantar dados secundários do cadastro dos idosos sorteados (nome, endereço, idade) e, assim agendar através do Agente Comunitário de Saúde (ACS) responsável pelo idoso, a data e o horário para a coleta de dados.

Apesar de a maioria dos idosos considerar que por ser edêntulo não tinha necessidade de ser avaliado pelo dentista, apresentando uma resistência inicial para participar do estudo, houve apenas um caso de recusa, de uma idosa residente no Coroatá – zona rural leste/sudeste. Neste caso, voltou-se ao início da lista de idosos cadastrados deste ACS e realizou-se novo sorteio entre a 1ª e a 6ª posição.

4.4 Critérios de inclusão

Foram incluídos no estudo os idosos com 60 anos ou mais de idade, residentes em áreas cobertas pela Estratégia Saúde da Família (ESF) do município de Teresina-PI e que aceitaram participar do estudo, assinando o Termo de Consentimento Livre e Esclarecido (ANEXO B).

4.5 Critérios de exclusão

Foram excluídos do estudo os idosos sem condições cognitivas para compreender as questões do formulário de pesquisa e idosos com membros amputados, uma vez que na utilização da MAN (Mini Avaliação Nutricional) deve-se aferir as medidas da circunferência do braço e da circunferência da panturrilha.

4.6 Questões éticas

O estudo foi realizado em conformidade com a Resolução nº196/96 sobre pesquisa envolvendo seres humanos do Conselho Nacional de Saúde do Ministério da Saúde. Portanto, o presente projeto de pesquisa foi submetido ao Comitê de Ética em Pesquisa (CEP) da Universidade Federal do Piauí e recebeu parecer favorável antes do início de seu desenvolvimento, por meio do CAAE nº 0296.0.045.000-10 (ANEXO A).

4.7 Estudo Piloto

Nesta pesquisa, a equipe que realizou a coleta de dados foi composta pela pesquisadora e por um anotador, os quais realizaram treinamento e calibração. Após essa etapa, foi realizado estudo piloto com o objetivo de ajustar o formulário e verificar a adequação da metodologia da pesquisa com a realidade a ser encontrada.

A amostra para o estudo piloto correspondeu a 10% da amostra para a pesquisa, o equivalente a 32 idosos. O estudo piloto foi realizado no Centro Social Pedro Arrupe, por lá existir um grupo de convivência de idosos, com reunião semanal, facilitando a abordagem destes. Os exames clínicos durante essa fase foram repetidos em todos os 32 idosos, com índice Kappa de concordância intra-examinadora igual a 0,8.

4.8 Coleta de dados

Antes do início da fase de coleta de dados, foram realizadas reuniões com as Equipes de Saúde da Família (ESF) sorteadas e seus respectivos Agentes Comunitários de Saúde (ACS) com a finalidade de informar os objetivos do estudo e solicitar a colaboração da equipe no que diz respeito à divulgação na comunidade sobre a pesquisa.

Dessa forma, os dados foram coletados nas unidades domiciliares dos idosos após agendamento pelos seus respectivos Agentes Comunitários de Saúde (ACS), por meio da realização de exame clínico bucal, aplicação de um formulário e realização da MAN (APÊNDICE C).

4.8.1 Exame clínico bucal

Antes da realização de cada exame o paciente foi orientado acerca da higiene oral e de suas próteses, quando era o caso. Também foi doado um kit de higiene oral, composto de uma escova, um folheto explicativo e um recipiente para armazenar adequadamente as próteses.

O exame bucal foi realizado utilizando-se espelho bucal plano e a sonda periodontal milimetrada (preconizada pela Organização Mundial de Saúde - OMS), sob iluminação natural, com o examinador e o idoso sentados, de acordo com os critérios descritos no manual do examinador do Projeto SB-Brasil 2010 do Ministério da Saúde (BRASIL, 2010). Os instrumentais utilizados estavam previamente esterilizados. Obrigatoriamente a examinadora utilizou equipamentos de proteção individual (EPI) durante a realização dos exames clínicos.

Foram avaliados, em cada espaço dentário, os dados solicitados no APÊNDICE A: número de dentes presentes na boca, número de dentes perdidos devido à cárie, condições da coroa e da raiz de cada elemento dentário, presença de cárie, de restaurações. A condição periodontal foi avaliada com a utilização de dois índices: o índice periodontal comunitário – IPC (para avaliar a condição periodontal quanto à higidez, sangramento e presença de cálculo ou bolsa) e o índice de perda de inserção periodontal (PIP). Avaliou-se, também, a presença ou não de lesões de tecidos moles, como ulcerações ou hiperplasias, o que influencia diretamente na saúde gengival. A situação quanto às próteses dentárias foi avaliada a partir de informações sobre seu uso e necessidade, os quais tiveram como base a presença de espaços protéticos. Assim, avaliou-se acerca do uso de próteses totais ou parciais, estado de conservação destas próteses e presença de alguma lesão de tecido mole associada ao seu uso, pois em alguns casos idosos usuários de próteses necessitavam de novas próteses. O estado de conservação da prótese foi considerado satisfatório na ausência de fraturas, porosidades, trincas, consertos, reembasamentos, perda e fratura de dentes.

Outro item avaliado foi acerca da presença ou não de sintomatologia dolorosa na ATM, a qual poderia ser relatada pelo paciente ou observada quando a examinadora realizava palpação nesta região.

Os dados coletados pelos exames clínicos bucais foram anotados em uma ficha adaptada do projeto SB BRASIL 2010 (APÊNDICE A).

4.8.2 Mini-Avaliação-Nutricional

A avaliação nutricional, por sua vez, foi realizada por uma nutricionista, aluna do Programa de Pós-Graduação em Alimentos e Nutrição- PPGAN/UFPI, que trabalhou de forma integrada na equipe.

O peso foi obtido, pela nutricionista, por meio de uma balança portátil calibrada do tipo G.TEC /M=150kg;D=100g, onde o paciente foi pesado com roupas leves e sem sapatos. A altura foi medida estando o paciente deitado em sua cama em decúbito ventral, sem o travesseiro, descalço e com os pés juntos. Esta medida foi obtida com uma fita métrica não-extensível, desde a parte superior da cabeça até o calcanhar. A circunferência do meio braço foi mensurada e forneceu uma estimativa da massa muscular esquelética. Para obtê-la, o braço não dominante do idoso foi medido clinicamente com uma fita métrica não extensível, da extremidade do processo acrômio da escápula ao processo olecrânio da ulna e, no ponto médio desta distanciam determinou-se a circunferência do meio braço. A medida da circunferência da panturrilha foi obtida com o paciente de pé, utilizando-se uma fita métrica não-extensível e abrangeu o ponto de maior convexidade da mesma.

Foi aplicada a Mini Avaliação Nutricional, a qual consiste de itens para: avaliação antropométrica (peso, altura e perda de peso), avaliação global (estilo de vida, uso de medicação e mobilidade), avaliação dietética (número de refeições, ingestão de alimentos e líquidos, autonomia para comer sozinho), auto-avaliação (percepção da saúde e do estado nutricional) e avaliação final. A MAN (ANEXO C) compreendeu dezoito perguntas, as quais era pontuadas de acordo com a avaliação individual do idoso. Um escore indicador de desnutrição foi estabelecido pela MAN de forma que o número total de pontos obtidos para cada paciente o enquadraria em: bem nutrido (se no total recebesse 24 ou mais pontos), risco de desnutrição (17 a 23,5 pontos) ou desnutrido (menos que 17 pontos).

4.8.3 Aplicação do formulário de pesquisa

Os demais dados da pesquisa foram coletados por meio da aplicação do formulário testado previamente a fim de atender aos objetivos do estudo (APÊNDICE B). Este formulário foi preenchido diretamente pela pesquisadora, a partir dos dados emitidos pelos pacientes. Por meio deste instrumento puderam-se avaliar os seguintes fatores: capacidade mastigatória, dados sócio-demográfico-econômicos e dados sobre as próteses dentárias.

4.9 Análise dos dados:

Os dados foram armazenados e processados no programa Statistical Package for the Social Sciences (SSPS) versão 16.0. O teste estatístico aplicado para verificar associação para variáveis nominais foi o qui-quadrado, qui-quadrado de tendência linear e regressão logística simples (univariada). Foi aceito alfa de 5% (0,05) para todos os resultados.

5. RESULTADOS E DISCUSSÃO

Variáveis sócio-econômico-demográficas

Foram examinadas 324 pessoas, permitindo traçar o perfil sócio-econômico-demográfico do idoso cadastrado pela ESF em Teresina-PI (tabela 2). Os idosos foram divididos em dois grupos: bem nutridos (44,75%) e em risco nutricional (55,25%). Observou-se, em ambos os grupos, uma maior prevalência de idosos na faixa etária de 60-69 anos (51,3%). À medida que se aumentava a faixa etária, aumentava-se o número de chances de estar em risco nutricional, sendo que ter 80 ou mais anos de idade representou 2,19 mais chances de estar em risco. A maior parte da amostra era casada (55,6%) e pertencia ao sexo feminino (68,5%). A predominância do sexo feminino corrobora com a feminização do envelhecimento (ALMEIDA et al, 2007; REIS e MARCELO, 2006).

A baixa escolaridade e baixa renda foram achados bastante frequentes e acredita-se que estas foram as características que mais influenciaram nos resultados encontrados. Dos 145 idosos bem nutridos, 50,3% não estudou ou freqüentou a escola somente por até 3 anos e, dentre os idosos em risco nutricional, 59,2%. A renda familiar foi predominantemente menor ou igual a um salário-mínimo (76,6% para os bem nutridos e 77,1% para os em risco nutricional).

Em um estudo realizado por Louvison et al (2008), observou-se que idosos com menor grau de escolaridade apresentam estado de saúde mais deficiente em função de piores hábitos, maior exclusão e menor nível de informação e condições socioeconômicas para acessar serviços de saúde precocemente. Segmentos sociais com menor grau de escolaridade ou analfabetos estão mais vulneráveis a agravos à saúde, inclusive problemas de saúde bucal (JUNQUEIRA et al, 2004).

Saúde bucal

A saúde bucal dos idosos desta pesquisa mostrou-se em precárias condições, com alta prevalência de edentulismo, dentes cariados, necessidades de uso de próteses.

Os resultados apontaram uma variação do CPO-D entre 3 e 32, sendo que 63,9% dos idosos tinham o valor máximo do CPO-D (=32). O valor médio encontrado para o CPO-D foi de 29,33 (desvio padrão=5,11), ou seja, estes idosos tinham, em média, apenas três dentes sem experiência presente/passada de cárie.

Tabela 2 - Amostra por variáveis sócio-econômico-demográficas e situação nutricional. Teresina (PI), JANEIRO A JUNHO / 2011.

Variáveis	Bem nutrido N= 145 44,75%	Risco nutricional N= 179 55,25%	p	Odds Ratio	IC 95%
Faixa etária (anos)			0,670[a]		
60-64	40 (27,6%)	38 (21,2%)		1,0	
65-69	40 (27,6%)	48 (26,8%)		1,26	0,69-2,33
70-74	32 (22,1%)	37 (20,7%)		1,22	0,64-2,33
75-79	20 (13,8%)	29 (16,2%)		1,53	0,74-3,14
Maior/Igual 80	13 (8,9%)	27 (15,2%)		2,19	0,99-4,85
Sexo			0,380[b]		
Masculino	42 (29,0%)	60 (33,5%)		0,81	0,49-1,34
Feminino	103 (71,0%)	119 (66,5%)		1,0	
Estado Civil			0,726[b]		
Solteiro	66 (45,5%)	78 (43,6%)		1,08	0,68-1,72
Casado	79 (54,5%)	101 (56,4%)		1,0	
Nível de Escolaridade (anos de estudo)			0,363[a]		
0-3	73 (50,3%)	106 (59,2%)		1,00	
4-7	51 (35,2%)	49 (27,4%)		0,66	0,40-1,08
8-14	13 (9,0%)	17 (9,5%)		0,90	0,41-1,97
15 ou mais	8 (5,5%)	7 (3,9%)		0,60	0,21-1,73
Renda (salário mínimo)			0,251[b]		
Menor/Igual 1	111 (76,6%)	138 (77,1%)		1,0	
Maior que 1	34 (23,4%)	41 (22,9%)		0,97	0,58-1,63

a =Qui-quadrado, tendência linear; b=Qui-quadrado.

O componente perdido foi o principal responsável pelo elevado CPO-D, correspondendo a 92,41 % deste valor, enquanto os componentes cariado e obturado corresponderam a 6,34% e 1,25%, respectivamente, do valor total do CPO-D. Tais porcentuais demonstraram que precária saúde bucal é resultado do acúmulo de sequelas ao longo de uma vida de descaso e de uma odontologia que priorizava exodontias em detrimento a tratamentos mais conservadores. Houve uma média de 27,42 dentes perdidos para cada idoso. Dos 324 idosos, 99,7% tinham pelo menos um dente perdido; 34% e 7,1%, um dente cariado e obturado respectivamente.

Apenas 22,5% da amostra tinha mais que oito dentes na boca, enquanto 57,1% era de edêntulos. Dentre os idosos edêntulos, 20,97% não faziam uso de qualquer tipo de prótese. Barbosa (2010) realizou uma revisão da literatura brasileira sobre a condição bucal dos idosos. O CPO-D médio variou entre 27,28 e 30,97, onde o componente perdido ocupou 76,1% a 97,3% do valor total do CPO-D, aproximando-se dos dados aqui verificados. O Projeto SB Brasil 2003 revelou o quadro de saúde bucal encontrado no Brasil nos anos 2002-2003 segundo idades índice e faixas etárias sugeridas pela OMS. O CPO-D para a faixa etária de 65-74 anos foi um pouco inferior ao desta pesquisa, atingindo valor médio de 27,79, sendo que o componente perdido foi quase que igualmente responsável pelo valor do CPO-D, representando 93% deste (BRASIL, 2004). Segundo a Pesquisa Nacional de Saúde Bucal – 2010, conhecida como Projeto SB Brasil 2010, entre os idosos de 65 a 74 anos foi encontrado um CPO-D de 27,1 em 2010, com a maioria também correspondendo ao componente extraído (BRASIL, 2011).

Almeida et al (2007) realizaram um estudo com 419 indivíduos de 60 anos ou mais em quatro municípios do Ceará: Fortaleza, Baturité, Quixadá e Juazeiro do Norte para contemplar sobre a importância do atendimento odontológico para a saúde destes idosos. Houve uma prevalência acima de 60 % de edentulismo em todos os municípios estudados, valor próximo ao edentulismo encontrado nesta pesquisa (57,1%). Quanto ao uso de próteses, 58% dos idosos faziam uso das mesmas, mas apenas 84% destes relatavam usá-la constantemente.

As extrações dentárias produzem incapacidades importantes que nem sempre são percebidas como problemas funcionais relevantes (REIS e MARCELO, 2006). No presente estudo, mesmo com o elevado CPO-D encontrado, 88,3% dos idosos tiveram uma visão positiva de sua saúde bucal, considerando-se moderadamente a extremamente satisfeito (Tabela 3). A autopercepção inadequada quanto à saúde bucal também foi encontrada nos estudos de LOPES et al (2010) e BARBOSA (2010).

Tabela 3 – Idosos segundo auto avaliação da saúde bucal e situação nutricional. Teresina, 2011, JANEIRO A JUNHO/2011.

Avaliação da Saúde Bucal	Bem nutrido N=145 44,75%	Risco nutricional N= 179 55,25%	p (χ^2)	Odds Ratio 95% IC
Moderadamente a extremamente satisfeito	128 (88,3%)	158 (88,3%)	0,998	1,0
Insatisfeito a extremamente insatisfeito	17 (11,7%)	21 (11,7%)		1,0 (0,48 – 2,08)

Segundo Dupuis (2008) existe influência subjetiva na mastigação, pois problemas reais de mastigação se apresentam quando o paciente não é aparelhado ou é mal-aparelhado. Entretanto, alguns pacientes não se queixam de problemas mastigatórios, mesmo que sua prótese seja inadequada, enquanto que outros afirmam não poder comer corretamente, mesmo usando próteses adequadas.

Alguns idosos relataram comer menos ou mudar a alimentação em decorrência das condições dentárias. Dessa forma, eles apresentam dificuldade mastigatória; exclusão da dieta de alimentos mais consistentes, como carnes, vegetais crus, frutas frescas, pão torrado e outros alimentos que contêm fibras e caroteno; maior consumo de alimentos pastosos, ricos em carboidratos, pobres em proteínas, com mais colesterol, gordura saturada e calorias; e a deglutição dos alimentos em pedaços maiores (DUPUIS, 2008).

Neste estudo, verificaram-se situações limítrofes, abrangendo desde idosos edêntulos e sem uso de próteses que referiam boa capacidade mastigatória até idosos que referiam capacidade mastigatória ruim mesmo com muitos dentes funcionais ainda presentes na sua boca. Verificou-se, assim, a importância de ter pares funcionais na boca para possibilitar uma melhor capacidade mastigatória, pois um idoso com muitos dentes pode ter nenhum ou poucos pares funcionais, enquanto um idoso com poucos dentes pode ter justamente estes dentes como pares funcionais, lhe proporcionando uma melhor capacidade mastigatória. Além disso, a presença de cárie ou de doenças periodontais pode dar uma sensação de desconforto ao idoso durante a mastigação.

Observou-se, pela tabela 4, que idosos edêntulos com uso de uma dentadura (OR 0,35 95%IC 0,15-0,81) e idosos com um a oito dentes presentes na boca (OR 0,52 95%IC 0,28-0,96) apresentaram mais chances para deixar de comer algo devido ao estado de seus dentes e/ou próteses.

Tabela 4 – Idosos segundo deixar de comer algo devido ao estado de seus dentes e/ou próteses e estado bucal. Teresina, 2011, JANEIRO A JUNHO/2011.

Estado bucal	Deixar de comer	Não deixar de comer	P (χ^2)	Odds Ratio	95% IC
Edêntulo sem dentadura	18	21	0,589	0,85	0,41-1,77
Edêntulo, uso de ambas dentaduras	49	67		1,0	
Edêntulo, uso de uma dentadura	21	10		0,35	0,15-0,81
1 a 8 dentes	38	27		0,52	0,28-0,96
Mais que 8 dentes	31	42		0,99	0,55-1,79

O estudo de Shimmazaki et al (2001) mostrou que o estado da dentição está relacionado à deterioração da saúde sistêmica do idoso, afetando a qualidade de vida e, em particular, a capacidade de comer, limitando o prazer de comer e de optar por uma dieta saudável.

Dias-da-Costa et al (2010) verificaram que a capacidade mastigatória referida insatisfatória pelos idosos foi fundamentalmente condicionada pela perda dentária, pelos altos níveis de edentulismo e altas prevalências de cáries e doenças periodontais, sendo mais prevalente à medida em que se diminuía o nível de renda.

Dormenval et al (1999) afirmaram que a integridade dentária é o primeiro fator a interferir no ato mastigatório e quanto menor for o número de dentes naturais, menor será a segmentação dos alimentos durante a mastigação, o que influencia a ação dos sucos durante o percurso no tubo digestivo. Assim, o idoso edêntulo tende a engolir os alimentos compactos de tal forma que mesmo conseguindo comer, ele tritura com dificuldade o bolo alimentar com as cristas alveolares, as quais ficam desidratadas, atrofiadas e sagram e o alimento mal triturado acaba sendo mal absorvido ou mesmo não absorvido pelo intestino delgado. Tais problemas nutricionais se manifestam por meio do emagrecimento ou da obesidade, conforme a natureza do indivíduo.

A perda dos elementos dentais tem forte correlação com o estado nutricional do individuo, pois a capacidade mastigatória é de fundamental importância para a seleção dos alimentos a serem ingeridos (DUPUIS, 2008; JUNG, 2008; MIYAZAKI et al, 2005).

Tabela 5 – Idosos quanto a capacidade mastigatória e situação nutricional. Teresina, 2011, JANEIRO A JUNHO/2011.

	Bem nutrido N=145 44,75%	Risco nutricional N= 179 55,25%	p (χ^2)	Odds Ratio	95% IC
Dificuldade em alimentar-se			0,241		
Sim	53 (36,6%)	76 (42,5%)		1,28	0,82-2,01
Não	92 (63,4%)	103 (57,5%)		1,00	
Deixar de comer algo			0,869		
Sim	71 (49,0%)	86 (48,0%)		0,96	0,62-1,49
Não	74 (51,0%)	93 (52,0%)		1,0	

Com a perda dos dentes, há uma diminuição considerável da capacidade mastigatória, mas nem sempre isto é percebido pelo idoso; pois, apesar da elevada perda dentária encontrada, a maioria dos idosos não referiu dificuldade para se alimentar devido ao estado de seus dentes e/ou próteses e nem deixar de comer determinados alimentos por não conseguirem mastigá-lo, geralmente milho, carne e verduras cruas. Observa-se pela tabela 5 que dentre os idosos com dificuldade em alimentar-se havia uma 1,28 vezes mais chance de estar em risco nutricional, enquanto os idosos que relatavam deixar de comer algo tinham 0,96 de chances de estar em risco nutricional. Estes resultados corroboram com os estudos de Lopes et al (2010) e Brasil (2004), nos quais 60,16% e 44,58%, respectivamente, consideraram uma capacidade mastigatória boa mesmo em frente a elevados CPO-D.

Na tentativa de reparar alguns dos danos provocados pela ausência dos dentes, os idosos buscam instalar próteses dentárias. Segundo o relatório do Projeto SB-Brasil 2003, na faixa etária correspondente à população idosa, 66,54% usa prótese superior e 30,94 usa prótese inferior, com uma predominância para o uso de prótese total (BRASIL, 2004). Segundo o relatório SB Brasil 2010, por sua vez, a porcentagem de pessoas idosas que usam prótese total superior e inferior é respectivamente 57,9% e 34,2% e 16,15% e 23,81% necessitam de prótese total superior e inferior (BRASIL, 2011).

Dos 324 idosos que participaram deste estudo, 208 faziam uso de algum tipo de prótese, enquanto 35,8% (n=116) não faziam uso prótese. Houve também uma predominância para o uso de prótese total, sendo que 56,2% dos usuários de prótese faziam uso da combinação de prótese total superior com prótese total inferior (Tabelas 6 e 7).

Tabela 6 – Idosos quanto ao tipo de prótese usada e situação nutricional. Teresina, 2011, JANEIRO A JUNHO/2011.

	Tipo de prótese que usa			
	Prótese Superior	Prótese Total Superior	Prótese Parcial/Total Superior + Prótese Parcial Inferior	Prótese Total Superior + Prótese Total Inferior
Bem nutrido N=145 44,75%	34	31	8	61
Risco nutricional N= 179 55,25%	41	35	8	56

Tabela 7 – Usuários de prótese segundo tipo de prótese, tempo de uso da mesma e situação nutricional. Teresina, 2011, JANEIRO A JUNHO/2011.

Tipo de prótese que usa	Tempo de Uso da Prótese (em anos)						Total	
	<=1		2 a 4		> 5			
	Bem nutrido	Risco nutricional	Bem nutrido	Risco nutricional	Bem nutrido	Risco nutricional	N°	%
Prótese Parcial Superior	-	-	-	2	3	4	09	4,3
Prótese Total Superior	2	1	7	11	22	23	66	31,7
Prótese Parcial Superior+Prótese Parcial Inferior	1	2	2	1	0	2	08	3,9
Prótese Total Superior+Prótese Total Inferior	18	14	15	16	28	26	117	56,2
Prótese Total Superior+Prótese Parcial Inferior	1	2	1	1	3	0	08	3,9
Total	22	19	25	31	56	55	208	100,0

$(\chi^2 = p > 0.05)$

43

Dentre os usuários de próteses, 53,36% faziam uso da mesma por mais de 5 anos e 33,7% relataram ter confeccionado suas próteses com práticos. É possível que alguns dos 66,3% idosos que relataram ter confeccionado suas próteses com profissionais ter tido as próteses também confeccionadas por práticos, sem saber que estes não eram cirurgiões-dentistas. Isso pode ter especialmente ocorrido nos casos dos idosos da zona rural, os quais costumam ter maior dificuldade para se deslocar até um consultório odontológico, haja vista a inexistência desse tipo de tratamento na zona rural.

Cerca de 12% dos idosos apresentaram lesões de tecidos moles, não havendo diferença estatisticamente significante entre a presença de lesões nos idosos bem nutridos ou em risco nutricional (tabela 8).

Tabela 8 – Idosos quanto à presença de lesões de tecidos moles e situação nutricional. Teresina, 2011, JANEIRO A JUNHO/2011.

Lesões de tecidos moles	Bem nutrido	Risco nutricional	
	N=145	N= 179	p
	44,75%	55,25%	(χ^2)
Ausência	128	158	
	(88,3%)	(88,3%)	0,998
Presença	17	21	
	(11,7%)	(11,7%)	

Das 38 lesões encontradas, 92,1% estavam presentes em usuários de próteses, demonstrando que, muitas vezes, elas existem em decorrência de próteses mal adaptadas e mal higienizadas (tabela 9). É, pois, importante conscientizá-los de que devem estar atentos a qualquer alteração na boca, identificando o momento certo de efetuar a troca de sua prótese, esclarecendo que mesmo tendo perdido os dentes, ainda restam a gengiva, os músculos e outras estruturas que se relacionam com a boca e que exigem medidas de cuidado.

Tabela 9 – Idosos quanto à presença de lesões de tecidos moles e o tipo de prótese que usa. Teresina, 2011, JANEIRO A JUNHO/2011.

	Tipo de prótese que usa				
	Prótese Parcial Superior	Prótese Total Superior	Prótese Total / Parcial Superior + Prótese Parcial Inferior	Prótese Total Superior + Prótese Total Inferior	Não usa prótese
Presença de Lesões de Tecidos Moles N= 38	-	15	2	18	3
%	-	39,5%	5,2%	47,4%	7,9%

Em muitos casos, os idosos usuários de uma combinação de próteses relataram nem sempre conseguir fazer uso da prótese total inferior, devido à dificuldade de adaptação e conseqüente traumatismo aos tecidos orais. Observou-se, pela tabela 8, que 47,4% das lesões encontradas estavam presentes em usuários de prótese total superior + prótese total inferior. Foram encontrados relatos de remoção destas quando o idoso ia se alimentar, pois para muitos sua única função era a estética, uma vez que relatavam dor, desconforto e mobilidade destas próteses durante a mastigação em virtude da presença de lesões de tecido mole que eram traumatizadas durante o ato mastigatório.

Saúde Bucal e Estado Nutricional

A análise dos dados obtidos demonstrou que idosos usuários de ambas as dentaduras representavam um fator de proteção para o risco nutricional (tabela 10). Este dado mostra a grande importância da reabilitação protética de pacientes edêntulos, devolvendo-lhes, em parte, a capacidade mastigatória e influenciando na situação nutricional. Segundo De Marchi (2007), em casos de edentulismo, utilizar próteses totais duplas pode representar uma vantagem no sentido de manter um bom estado nutricional.

Tabela 10 – Idosos segundo estado bucal e situação nutricional. Teresina, 2011, JANEIRO A JUNHO/2011.

Estado bucal	Bem nutrido N=145 44,75%	Risco nutricional N= 179 55,25%	P (χ^2)	Odds Ratio	95% IC
Edêntulo sem dentadura	15 (10,3%)	24 (13,4%)	0,295	1,00	
Edêntulo, uso de ambas dentaduras	60 (41,4%)	56 (31,3%)		0,58	0,28-1,22
Edêntulo, uso de uma dentadura	15 (10,3%)	16 (8,9%)		0,67	0,26-1,73
1 a 8 dentes	28 (19,3%)	37 (20,7%)		0,83	0,37-1,86
Mais que 8 dentes	27 (18,7%)	46(25,7%)		1,06	0,48-2,37

A reabilitação da função mastigatória recupera a capacidade para consumir alimentos de textura dura que exigem uma capacidade mastigatória maior, como vegetais e frutas cruas, que contribuem para a ingestão de fibras na dieta, ajudando na função digestiva (DUPUIS, 2008).

Em um estudo realizado no Reino Unido (MARCENES et al, 2003), uma amostra representativa de idosos institucionalizados e não institucionalizados foi examinada em relação à saúde bucal. Os resultados demonstraram que na amostra de idosos não institucionalizados, entre os edêntulos, 50% referiram dificuldade para comer ou não podem comer maçãs, nozes (42%), cenoura crua (41%), bifes (33%), tomate (20%) e alface (17%). Ainda no estudo de MARCENES et al (2003), foi observado que nos dentados, o número de dentes naturais afetou significativamente a capacidade de comer alguns alimentos. Idosos edêntulos tiveram significativamente mais chances de apresentarem baixo peso do que aqueles com onze ou mais dentes naturais. Nos idosos institucionalizados, 53% dos participantes relataram ter problemas para comer ou não podiam comer maçã (contra 50% na amostra de não institucionalizados). Concluíram que manter uma dentição natural e funcional desempenha um importante papel para obter uma dieta saudável rica em frutas, verduras e legumes, um estado nutricional satisfatório e um Índice de Massa Corporal aceitável (MARCENES et al, 2003).

Em um estudo realizado com idosos da cidade de Carlos Barbosa, possuir ao menos de 1 a 8 dentes esteve associado a um melhor estado nutricional (DE MARCHI, 2007). Entretanto, na presente pesquisa este dado não foi significativo, uma vez que muitos dentados tinham problemas como cárie, periodontites ou mobilidade dentária, experimentando dor ou dificuldade para mastigar e consequentemente afetando o estado nutricional. Além disso, deve-se destacar que as diferenças regionais de alimentação também influenciam no tipo e consistência de alimento que o idoso irá selecionar para sua nutrição.

6 CONCLUSÕES

A análise e discussão dos resultados obtidos no presente trabalho permitiram-nos concluir que:

- Fazer uso de ambas as próteses representa um fator de proteção para o risco nutricional.
- O edentulismo esteve presente em 57,1% dos idosos, destes 79% faziam uso de algum tipo de prótese.
- Grande parte das lesões nos tecidos moles (92,1%) estava presente em usuários de prótese.
- A quantidade de dentes presentes na boca não representou fator de risco nutricional.

REFERÊNCIAS

1. ABNET, CC; QIAO, YL; DAWSEY, SM; DONG, ZW; TAYLOR, PR; MARK, SD. Tooth loss is associated with increased risk of total death and death from *upper gastrointestinal cancer, heart disease, and stroke in a Chinese population-based cohort.* **International Journal of Epidemiology**, v.34, p.467–474, 2005.

2. ALMEIDA, MI; ARAÚJO, MFM; CIDRACK, ML; QUEIROZ, HMC; ALMEIDA, PC; CASTRO, ME. O papel da saúde bucal na promoção da saúde do idoso. **Odontologia e Sociedade**, v.9, n.3, p.1-7, 2007.

3. BARBOSA, SA. Necessidade de prótese em idosos: breve revisão da literatura odontológica brasileira [dissertação]. Montes Claros: Universidade Federal de Minas Gerais, 2010.

4. BARRONE, L; MILOSAVLJEVIC, M; GAZIBARICH, B. Assessing the older person: Is the MNA a more appropriate nutritional assessment tool than the SGA? **The Journal of Nutrition Health and Aging**, v.7, n.1, p.13-17, 2003.

5. BARROS, MBA. Considerações sobre a mortalidade no Brasil em 1980. **Revista de Saúde Pública**, v.18, n.2, p.122-137, 1984.

6. BRASIL. Ministério da Saúde. Projeto SB Brasil 2003: condições de saúde bucal da população brasileira 2002-2003: resultados principais. Brasília, DF, 2004. 68 p. Disponível em: <http://www.saude.gov.br/bucal>. Acessado em: 20 de abril de 2010.

7. BRASIL. Coordenação Nacional de Saúde Bucal. Ministério da Saúde. Pesquisa Nacional de Saúde Bucal 2010: nota para a imprensa. Brasília, DF, 2011. 4p. Disponível em: <http://www.saude.gov.br/bucal>. Acessado em: 19 de setembro de 2011.

8. BUDTZ-JORGENSEN, E. Prosthodontics for elderly: diagnosis and treatment. **Illinois**: Quintessence, 1999.

9. BUENO JM, MARTINO HSD, FERNANDES MFS, COSTA LS, SILVA RR. Avaliação nutricional e prevalência de doenças crônicas não transmissíveis em idosos pertencentes a um programa assistencial. **Ciência & Saúde Coletiva**, v.13, n.4, p.1237-1246, 2008.

10. CAMPOS MTFS, MONTEIRO JBR, ORNELAS APRC. Fatores que afetam o consumo alimentar e a nutrição do idoso. **Revista de Nutrição**, v.13, n.3, p.157-165, 2000.

11. CANGUSSU, M. C. T., COELHO, E. de O., CASTELLANOS FERNANDEZ, R. A.Oral health conditions in adults and elderly in Itatiba/SP, Brazil – 2000. **Revista de Odontologia da UNESP**, v.30, n.2, p.245-256, 2001.

12. CARNEIRO, RMV. Saúde bucal em idosos institucionalizados na cidade de São Paulo: estudo epidemiológico e de autopercepção [dissertação]. São Paulo: Faculdade de Saúde Pública da USP; 2001.

13. CARVALHO JAM, GARCIA RA. O envelhecimento da população brasileira: um enfoque demográfico. **Cadernos de Saúde Pública**, v.19, p.725-33, 2003.

14. CARVALHO JAM, RODRÍGUEZ-WONG LL. A transição da estrutura etária da população brasileira na primeira metade do século XXI. **Cadernos de Saúde Pública**, v. 24, n.3, p.597-605, 2008.

15. CASAS, RJ; MARTINEZ, MP; ELVIRA, P; ALTIMIR, DR; RUIZ, B. Desnutrición em pacientes em atención domiciliaria. **Atención Primaria**, v.34, p.238-243, 2004.

16. CASSAL, JB. A influência das condições de saúde bucal do idoso no seu estado nutricional: uma revisão de literatura. 48f. Dissertação (Especialização em Saúde Pública) – Faculdade de Medicina, Universidade Federal do Rio Grande do Sul, Porto Alegre, 2008.

17. COLUSSI, CF; FREITAS, SFT. Aspectos epidemiológicos da saúde bucal do idoso no Brasil. **Cadernos de Saúde Pública**, v.18, n.5, p.1313-1320, 2002.

18. COLUSSI, CF; FREITAS, SFT; CALVO, MCM. Perfil epidemiológico da cárie e do uso e necessidade de prótese na população idosa de Biguaçu, Santa Catarina. **Revista Brasileira de Epidemiologia**, v.7, n.1, 2004.

19. COSTA e SILVA, VM. Avaliação bucal e nutricional de pacientes senescentes [dissertação de mestrado]. São Paulo: Faculdade de Odontologia da USP; 2005.

20. DALACORTE, R R. Uso da Mini Avaliação Nutricional como método de avaliação de risco de desnutrição em idosos de uma comunidade de Ribeirão Preto – SP. 2002. Dissertação (Mestrado em Clinica Medica) - Faculdade de Medicina de Ribeirão Preto, USP, Ribeirão Preto, 2002.

21. DALY, RM; ELSNER, RJ; ALLEN, PF; BURKE, FM. Associations between self-reported dental status and diet. **Journal of Oral Rehabilitation**, v.30, n.10, p. 964-970, 2003.

22. DE MARCHI, RJ. Perda dentária, uso de próteses e sua associação com estado nutricional em idosos independentes de Carlos Barbosa, RS. 2007. 95f. Dissertação (Mestrado) – Universidade Federal do Rio Grande do Sul.

51

Faculdade de Odontologia. Programa de Pós-Graduação em Odontologia – Saúde Bucal Coletiva, Porto Alegre, 2007.

23.DE MARCHI, RJ; HUGO, FN; HILGERT, JB, PADILHA, DM. Association between oral health status and nutritional status in south Brazilian independent-living older people. **Nutrition**, v.24, p.546–553, 2008.

24.DIAS-DA-COSTA, JS; GALLI, R; OLIVEIRA, EA; BACKES, VIAL, EA; CANUTO, R; SOUZA, LL; CREMONESE, C; et al. Prevalência de capacidade mastigatória insatisfatória e fatores associados em idosos brasileiros. **Cadernos de Saúde Pública,** v. 26, n.1, p. 79-88, 2010.

25.DORMENVAL, V; MOJON, P; BUDTZ-JORGENSEN, E. Associations between self-assessed masticatory ability, nutritional status, prosthetic status and salivary flow rate in hospitalized elders. **Oral Diseases**, v.5, n.1, p. 32-38, 1999.

26.DUPUIS, V. Edentulismo, uso de próteses totais e removíveis e nutrição. Porto Alegre: Editora Artmed, 2008.164p.

27.EMED, TCXS; KRONBAUER, A; MAGNONI, D. Mini-avaliação nutricional como indicador de diagnostic em idosos de asilos. **Revista Brasileira de Nutrição Clínica**; v.21, n.3, p. 2119-223, 2006.

28.ETTINGER, RL. Changing dietary patterns with changing dentition: how do people cope? **Special Care Dentistry**; v.18, p. 33-39, 1998.

29.FERREIRA, LS. Uso da "Mini Avaliação Nutricional" para o diagnóstico de desnutrição e risco de desnutrição de idosos residentes em Instituições de Longa Permanência. 2005. 162f. Dissertação (Mestrado em Nutrição) - Faculdade de Saúde Publica, USP, Sao Paulo, 2005.

30.FERREIRA, RC; MAGALHÃES, CS; ROCHA, ES; SCHWAMBACH, CW; MOREIRA, NA. Saúde bucal de idosos residentes em instituições de longa permanência de Belo Horizonte, Minas Gerais, Brasil.**Cadernos de Saúde Pública**, v.25, n.11,p.2375-2385, 2009.

31.FRANK, AA; SOARES, EA. Nutrição no envelhecer. 1 ed. São Paulo: Atheneu, 2002. 300p.

32.GAIÃO, LR; ALMEIDA, MEL, HEUKELBACH,J. Perfil epidemiológico da cárie dentária, doença periodontal, uso e necessidade de prótese em idosos residentes em uma instituição na cidade de Fortaleza, Ceará. Revista Brasileira de Epidemiologia, v.8, n.3, p.316-323, 2005.

33. GRIEP, MI; VERLEYE, G; FRANCK, AH; COLLYS, K; METS, TF; MASSART, DL. Variation in nutrient intake with dental status, age and odour perception. **European Journal of Clinical Nutrition**, v.50, p.816-25, 1996.

34. GUIGOZ, Y; VELLAS, B; GARRY, PJ. Assessing the nutritional status of the elderly: The Mini Nutritional Assessment as part of the geriatric evaluation. **Nutritions Reviews**; v.54, n.1, p. S59-S65, 1996.

35. GUIGOZ, Y; LAUQUE, S; VELLAS, BJ. Identifying the elderly at risk for malnutrition. The Mini Nutritional Assessment. **Clinics in *Geriatric Medicine***, v.18, p.737-757, 2002.

36. HARFORD J. Population ageing and dental care. ***Community Dentistry* and *Oral Epidemiology***; v.37, p. 97–103, 2009.

37. HIRAMATSU, DA; TOMITA, NE; FRANCO, LJ. Perda dentária e a imagem do Cirurgião-dentista entre um grupo de idosos. **Ciência & Saúde Coletiva**, v.12, n.4, p.1051-1056, 2007.

38. HORNICK B. Diet and nutrition implications for oral health. **The Journal of Dental Hygiene** , v.76, n.1, p.67-78, 2002.

39. HUDGENS, J; LANGKAMP-HENKEN, B. The mini nutritional assessment as an assessment tool in elders in long-term care. ***Nutrition* in *Clinical Practice***; v.19, n.5, p.463-470, 2004.

40. HUGO, FN; HILGERT, JB; SOUSA, MLR; SILVA, DD; PUCCA JR, GA. Correlates of partial tooth loss and edentulism in the Brazilian elderly. **Community Dentistry and Oral Epidemiology** v.35, p. 224-232, 2007.

41. IMHOF, AE. Problemas de mortalidade no Brasil e na Alemanha: passado-presente-futuro. Aprendendo um do outro? **Revista de Saúde Pública**; v.19, n.3, p.233-250, 1985.

42. INSTITUTO BRASILEIRO DE GEOGRAFIA E ESTATÍSTICA. População residente por faixa etária segundo ano – 2009. Disponível em: <http://www.ibge.gov.br/home/estatistica/populacao/estimativa2009/POP2009 _DOU.pdf>. Acessado em 24 de abril de 2010.

43. INSTITUTO BRASILEIRO DE GEOGRAFIA E ESTATÍSTICA. Projeção da população do Brasil por sexo e idade para o período de 1980-2050: revisão 2008. Disponível em: <http://www.ibge.gov.br/home/estatistica/populacao/projecao_da_populacao/p iramide>. Acessado em 17 de maio de 2010.

44. INSTITUTO BRASILEIRO DE GEOGRAFIA E ESTATÍSTICA - IBGE. Censo demográfico 2010, 2010. Disponível em: <http://www.ibge.gov.br/home/estatistica/populacao/censo2010/default_sinops e.shtm>. Acessado em 10 de agosto de 2011.

45. JUNG EB. Situação nutricional de idosos institucionalizados no município de AraraquaraSP. 2008. 137 f. Dissertação (Mestrado em Ciencias Nutricionais) - Faculdade de Ciências Farmacêuticas de Araraquara, UNESP, Araraquara, 2008.

46. JUNQUEIRA, SR; FRIAS, AC; ZILBOVICIUS, C. Saúde Bucal Coletiva: quadros social, epidemiológico e político. In: RODE, SM; NUNES, SG. Atualização clínica em odontologia. São Paulo: Artes Médicas, 2004. P.591-604.

47. KALACHE, A; VERAS, RP; RAMOS, LR. O envelhecimento da população mundial. Um desafio novo. **Revista de Saúde Pública**, v.21, p.200-210, 1987.

48. KOHYAMA, K; MIOCHE, L; BOURDIOL, P. Influence of age and dental status on chewing behavior studied by EMG recordings during consumption of various food samples. **Gerodontology**, v.20, p. 15-23, 2003.

49. LEBRÃO, ML. SABE – Saúde, Bem-estar e Envelhecimento – O Projeto Sabe no município de São Paulo: uma abordagem inicial. Brasília: Organização Pan-Americana da Saúde, 2003.255p.

50. LIMA-COSTA, MF; FIRMO, JOA; UCHOA, E. A estrutura da auto-avaliação da saúde entre idosos: projeto Bambui. **Revista de Saúde Pública**; v.38, n.6, p. 827-834, 2004.

51. LOPES, MC; OLIVEIRA, VMB; FLÓRIO, FM. Condição bucal, hábitos e necessidades de tratamento em idosos institucionalizados de Araras (SP, Brasil). **Ciência & Saúde Coletiva**, v.15, n.6, p. 2949-2954, 2010.

52. LOUVISON,MCP; LEBRÃO, ML; DUARTE, YAO; SANTOS, JLF; MALIK, AM; ALMEIDA, ES. Desigualdades no uso e acesso aos serviços de saúde entre idosos do município de São Paulo. **Revista de Saúde Pública**, v.42, n.4, p.733-740, 2008.

53. MARCENES, W; STEELE, JG; SHEIHAM, A; WALLS, AWG. The relationship between dental status, food selection, nutrient intake, nutritional status and body mass index in older people . **Cadernos de Saúde Pública**, v.19, n.3, p.809-816, 2003.

54. MARIÑO, R; SCHOFIELD, M; WRIGHT, C; CALACHEH; MINICHIELLO, V. Self-reported and clinically determined oral health status predictors for quality of life in dentate older migrant adults. **Community Dental Oral Epidemiology**, v.36, p.85-94, 2008.

55. MARSHALL, TA; WARREN, JJ; HAND, JS; XIE, XJ; STUMBO, PJ. Oral health, nutrient intake and dietary quality in the very old. *Journal* of the American *Dietetic Association*, v.133, n.10, p. 1369-1379, 2002.

56. MESAS, AE; ANDRADE, SM; CABRERA, MAS. Condições de saúde bucal de idosos de comunidade urbana de Londrina, Paraná. **Revista Brasileira de Epidemiologia,** v.9, n. 4, 2006.

57. MESAS, AE; ANDRADE, SM; CABRERA, MAS; BUENO, VLRC. Saúde bucal e déficit nutricional em idosos não institucionalizados em Londrina, Paraná, Brasil. **Revista Brasileira de Epidemiologia**, v.13, n.3, p.1-12, 2010.

58. MIYAZAKI, H; MOTEGI, E; YATABE, K; YAMAGUCHI, H; MAKI, Y. A study of occlusion in elderly Japanese over 80 years with at least 20 teeth. **Gerodontology**; v. 22, p. 206–210, 2005.

59. MOREIRA MM. Envelhecimento da população brasileira [Tese de Doutorado]. Belo Horizonte: Centro de Desenvolvimento e Planejamento Regional, Universidade Federal de Minas Gerais; 1997.

60. NIESSEN, LC; JONES, JA. Oral health changes in the elderly. Their relationship to nutrition. ***Postgraduate Medicine***, v.75, n.5, p. 231-237, 1984.

61. NOWJACK-RAYMER, RE; SHEIHAM, A. Association of edentulismo and diet and nutrition in US adults. **Journal of Dental Research**, v.82, p. 123-126, 2003.

62. OLIVEIRA, TRC; FRIGERIO, MLMA. Avaliação nutricional e protética de pacientes senescentes desdentados - estudo comparativo entre pacientes portadores de próteses totais mucoso-suportadaimplanto-retidas e próteses totais convencionais. **RPG Revista de Pós Graduação**, v.12, n.2, p.255-263, 2005.

63. OTERO, UB; ROZENFELD, S; GADELHA, AMJ; CARVALHO, MS. Mortalidade por desnutrição em idosos, região sudeste do Brasil. **Revista de Saúde Pública**, v.36, n.2, p.141-148, 2002.

64. PETERSEN, PE; YAMAMOTO, T. Improving the oral health of older people: the approach of the WHO Global Oral Health Programme. *Community Dentistry and Oral Epidemiology* ; v.33, p.81-92, 2005.

65. RAMOS, LR; VERAS, RP; KALACHE, A. Envelhecimento populacional: uma realidade brasileira. **Revista de Saúde Pública**, v.21, p. 211-224, 1987. REIS, SCGB; HIGINO, MASP; MELO, HMD; FREIRE, MCM. Condição de saúde bucal de idosos institucionalizados em Goiânia-GO, 2003. **Revista Brasileira de epidemiologia,** v.8, n.1, p.67-73, 2005.

55

66. REIS, SCGB; HIGINO, MASP; MELO, HMD; FREIRE, MCM. Condição de saúde bucal de idosos institucionalizados em Goiânia – GO, 2003. **Revista Brasileira de Epidemiologia,** v.8, n.1, p.67-73, 2005.

67. REIS, SCGB; MARCELO, VC. Saúde bucal na velhice: percepção dos idosos, Goiânia, 2005. **Ciência & Saúde Coletiva,** v.11, n.1, p.191-199, 2006.

68. RITTER, F; FONTANIVE, P; WARMLING, CM. Life conditions and access to the elderly oral health services in the surroundings of Porto Alegre. **Boletim da Saúde** , v.18, n.1, p. 79-85, 2004.

69. ROSA, AGF; FERNANDEZ, RAC; PINTO, VG; RAMOS, LR. Condições de saúde bucal em pessoas de 60 anos ou mais no município de São Paulo. **Revista de Saúde Pública** ; v.26, p. 155-160, 1992.

70. SILVA, DD; SOUSA, MLR; WADA, RS. Autopercepção e condições de saúde bucal em uma população de idosos. **Cadernos de Saúde Pública,** v. 21, n. 4, 2005 .

71. SILVA, SRC; JUNIOR, AV. Avaliação das condições de saúde bucal dos idosos em um município brasileiro. **Revista Panamericana de Saúde Pública,** v.8, p.268-271, 2000.

72. SILVEIRA NETO, N; LUFT, LR; TRENTIN, MS; SILVA, SO. Condições de saúde bucal do idoso. **Revista Brasileira de Ciências do Envelhecimento Humano,** v.4, n.1, p.48-56, 2007.

73. SIQUEIRA, LS; BOTELHO, IVB; COELHO, FMG. A velhice: algumas considerações teóricas e conceituais. **Ciência & Saúde Coletiva,** v.7, p. 899-906, 2002.

74. SHIMAZAKI, Y; SOH, I; SAITO, T; YAMASHITA, Y; KOGA, T; MIYAZAKI, H; et al.Influence of dentition status on physical disability, mental impairment and mortality in institutionalized elderly people. **Journal of Dental Research**; v.80, n.1, p. 340-345, 2001.

75. SHIP, JA; DUFFY, V; JONES, JA; LANGMORE, S. Geriatric oral health and its impact on eating. **Journal of the American Geriatrics Society** ; v.44, n.4, p. 456-64, 1996.

76. SMITH, PA; ENTWISTLE, VA; NUTTALL, N. Patients' experiences with partial dentures: a qualitative study. **Gerodontology** ; v.22, p. 187–192, 2005.

77. TOSELLO, A; FOTI, B; SÉDARAT, C; BRODEUR, JM; FERRIGNO, JM; TAVITIAN, P; SUSINO, G; BONFIL, JJ. Oral functional characteristics and gastrointestinal pathology: an epidemiological approach. **Journal of Oral Rehabilitation,** v.28, n.7, p.668-672, 2001.

78. TU, YK; GILTHORPE, MS. Commentary: Is tooth loss good or bad for general health? **International Journal of Epidemiology** ; v.34, p.475–476, 2005.

79. UNFER, B; BRAUN, K; SILVA, CP; PEREIRA FILHO, LD. Self-perception of the loss of teeth among the elderly. **Interface**, v.10, n.19, p. 217-226, 2006.

80. WALLS, AWG; STEELE, JG. The relationship between oral health and nutrition in older people. **Mechanisms of Ageing and Development**, v.125, p. 853–857, 2004.

81. YOSHIHARA, A; WATANABE, R; NISHIMUTA, M; HANADA, N; MIYAZAKI, H. The relationship between dietary intake and the number of teeth in elderly Japanese subjects. **Gerodontology**; v.22, p. 211–218, 2005.

APÊNDICE A – FICHA CLÍNICA
UNIVERSIDADE FEDERAL DO PIAUÍ - UFPI

CENTRO DE CIÊNCIAS DA SAÚDE - CCS

MESTRADO EM CIÊNCIAS E SAÚDE

"Estado de saúde bucal e risco nutricional em idosos residentes em áreas cobertas pela ESF em Teresina-PI"

Nº DE IDENTIFICAÇÃO _____   BAIRRO_____   DATA:
___/___/____

1. CÁRIE DENTÁRIA:

	18	17	16	15	14	13	12	11		21	22	23	24	25	26	27	28
COROA																	
RAIZ																	

	48	47	46	45	44	43	42	41		31	32	33	34	35	36	37	38
COROA																	
RAIZ																	

CÓDIGO		CONDIÇÃO/ESTADO
DENTES PERMANENTES		
COROA	RAIZ	
0	0	HÍGIDO
1	1	CARIADO
2	2	RESTAURADO MAS COM CÁRIE
3	3	RESTAURADO E SEM CÁRIE
4	-	PERDIDO DEVIDO A CÁRIE
5	-	PERDIDO POR OUTRAS RAZÕES
6	-	APRESENTA SELANTE
7	7	APOIO DE PONTE OU COROA
8	8	NÃO ERUPCIONADO
T	-	TRAUMA (FRATURA)
9	9	DENTE EXCLUÍDO

2. DOENÇA PERIODONTAL:

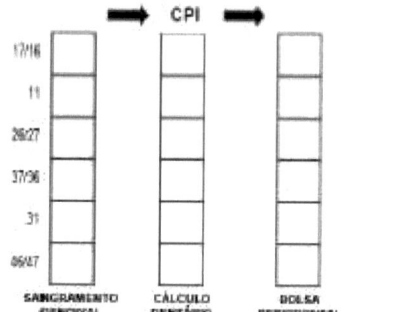
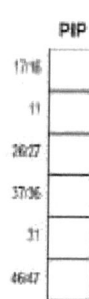

0 – ausência

1 – presença
X – sextante excluído
9 – sextante não examinado

0 – ausência

1 – presença de bolsa rasa
2 – presença de bolsa profunda
X – excluído
9 – sextante não examinado

0- perda de 0 a 3mm

1- perda entre 4 a 5mm
2- perda entre 6 a 8mm
3- perda entre 9 a 11mm
4- perda de 12mm ou mais
X- excluído
9- sextante não examinado

3. EDENTULISMO

USO DE PRÓTESE
Sup   Inf

NECESSIDADE DE PRÓTESE
Sup   Inf

USO DE PRÓTESE:
NECESSIDADE DE PRÓTESE

0 – não usa prótese
1 – usa uma ponte fixa
2 – usa mais do que uma ponte fixa
3 – usa prótese parcial removível
próteses
4 – usa uma ou mais pontes fixas e uma ou mais próteses
parciais removíveis
5 – usa prótese dentária total
9 – sem informação

0 – não necessita
1 – prótese de 1 elemento
2 – mais de 1 elemento
3 – combinação de

4 – prótese total
5 – sem informação

4. ALTERAÇÕES DE TECIDOS MOLES:

0 - Ausência
1 - Presença
9 - Sem informação

5. Possui sintomatologia dolorosa muscular, óssea ou na ATM? ( )
(1) Sim   (2) Não

APÊNDICE B – FORMULÁRIO DE PESQUISA

UNIVERSIDADE FEDERAL DO PIAUÍ - UFPI

CENTRO DE CIÊNCIAS DA SAÚDE - CCS

MESTRADO EM CIÊNCIAS E SAÚDE

"Estado de saúde bucal e risco nutricional em idosos residentes em áreas cobertas pela ESF em Teresina-PI"

Nº DE IDENTIFICAÇÃO: _____   BAIRRO _____   DATA: ____/____/____

QUESTIONÁRIO SÓCIO-DEMOGRÁFICO:

( ) 1.1 GÊNERO (MASC.: 1/FEM.: 2)

( ) 1.2 IDADE (ANOS COMPLETOS)

( ) 1.3 ESCOLARIDADE (ANOS DE ESTUDO)

( ) 1.4 ESTADO CIVIL
    1. SOLTEIRO   2.CASADO   3. VIÚVO 4. DIVORCIADO

QUESTIONÁRIO ECONÔMICO:

( ) 2.1 O SR.(SRA.) TEM/RECEBE RENDA PRÓPRIA:
    1. NÃO 2.SIM

( ) 2.2 SR.(SRA.) É O (A) RESPONSÁVEL FINANCEIRO(A) PELA FAMÍLIA?
    1. NÃO   2. SIM   3. EM PARTE

( ) 2.3 RENDA FAMILIAR (EM REAIS): _____

QUESTIONÁRIO SOBRE AS PRÓTESES DENTÁRIAS:

( ) 3.1 TEMPO DE USO (EM ANOS): _____

( ) 3.2 QUEM CONFECCIONOU
    1. DENTISTA 2. PRÁTICO

QUESTIONÁRIO DE CAPACIDADE MASTIGATÓRIA:

( ) 4.1 CONSEGUE MASTIGAR TUDO O QUE GOSTA DE COMER? (1. NÃO   /2. SIM).

( ) 4.2 CONSEGUE ALIMENTAR-SE BEM COM A PRÓTESE? (1. NÃO / 2. SIM).

( ) 4.3 CONSEGUE COMER FRUTAS, VERDURAS OU CARNE? (1. NÃO / 2. SIM).

( ) 4.4 PRIVA-SE DE COMER ALGUM ALIMENTO POR NÃO CONSEGUIR MASTIGÁ-LO? (1. NÃO / 2. SIM).

( ) 4.5 COMO AVALIA SUA SAÚDE BUCAL?
    1.MUITO BOA   2.BOA   3.REGULAR   4.RUIM 5.MUITO RUIM

APÊNDICE C – FOTOS DOCUMENTADAS DO ESTUDO

"Estado de saúde bucal e risco nutricional em idosos residentes em áreas cobertas pela ESF em Teresina-PI"

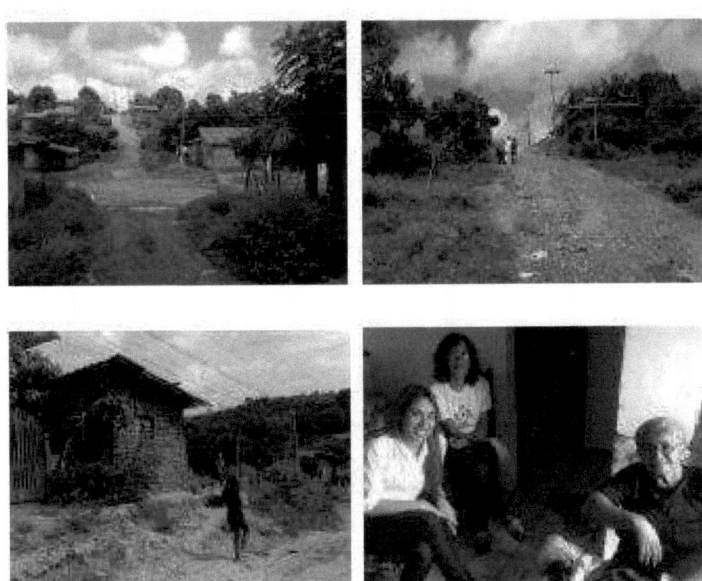

63

ANEXO A – APROVAÇÃO DO COMITÊ DE ÉTICA

MINISTÉRIO DA SAÚDE Conselho Nacional de Saúde Comissão Nacional de Ética em Pesquisa (CONEP)	UNIVERSIDADE FEDERAL DO PIAUÍ Pró-Reitoria de Pesquisa e Pós-Graduação Comitê de Ética em Pesquisa - CEP, UFPI REGISTRO CONEP: 0/A

CARTA DE APROVAÇÃO

O Comitê de Ética em Pesquisa – UFPI, reconhecido pela Comissão Nacional de Ética em Pesquisa – (CONEP/MS) analisou o protocolo de pesquisa.

Título: Avaliação Bucal E Mini-Avaliação Nutricional De Idosos Em Teresina - Piauí.
CAAE (Certificado de Apresentação para Apreciação Ética): 0296.0.045.000-10
Pesquisador Responsável: Regina Ferraz Mendes.

Este projeto foi APROVADO em seus aspectos éticos e metodológicos de acordo com as Diretrizes estabelecidas na Resolução 196/96 e complementares do Conselho Nacional de Saúde. Toda e qualquer alteração do Projeto, assim como os eventos adversos graves, deverão ser comunicados imediatamente a este Comitê. O pesquisador deve apresentar ao CEP.

Novembro/2011   Relatório final

Os membros do CEP-UFPI não participaram do processo de avaliação dos projetos onde constam como pesquisadores.

DATA DA APROVAÇÃO: 11/10/2010

Teresina, 13 de Outubro de 2010.

Prof. Dr. Carlos Eraldo da Silva
Comitê de Ética em Pesquisa - UFPI
COORDENADOR

ANEXO B - TERMO DE CONSENTIMENTO LIVRE E ESCLARECIDO

UNIVERSIDADE FEDERAL DO PIAUÍ
CENTRO DE CIÊNCIAS DA SAÚDE - CCS
MESTRADO EM CIÊNCIAS E SAÚDE

TERMO DE CONSENTIMENTO LIVRE E ESCLARECIDO

Título do projeto: Estado de saúde bucal e risco nutricional em idosos residentes em áreas cobertas pela ESF em Teresina-PI.

Pesquisador responsável: Profa. Dra. Regina Ferraz Mendes.

Instituição/Departamento: Centro de Ciências da Saúde / Departamento de Odontologia Restauradora

Telefone para contato (inclusive a cobrar): (86) 9982- 4947

Pesquisadores participantes: Renata Bandeira Lages.

Telefones para contato: (86) 9938-1009

Você está sendo convidado(a) para participar, como voluntário(a), em uma pesquisa. Você precisa decidir se quer participar ou não. Por favor, não se apresse em tomar a decisão. Leia cuidadosamente o que se segue e pergunte ao responsável pelo estudo qualquer dúvida que você tiver. Após ser esclarecido(a) sobre as informações a seguir, no caso de aceitar fazer parte do estudo, assine ao final deste documento, que está em duas vias. Uma delas é sua e a outra é do pesquisador responsável. Em caso de recusa você não será penalizado(a) de forma alguma.

Esta pesquisa é um levantamento que tem como objetivo relacionar a condição de saúde bucal com o estado nutricional. Para isso, o senhor (a) deve responder algumas perguntas e nos permitir examinar sua boca para avaliar seus dentes, sua mucosa e dentaduras, se o Senhor (a) usar. O Senhor (a) também deve permitir que a as acadêmicas de nutrição da UFPI, orientadas pela Dra. Regilda Saraiva dos Reis Moreira-Araújo, realizem algumas medidas (peso, altura, circunferência da batata da perna e do braço) e a aplicação de um teste para verificar seu risco de desnutrição (mini-avaliação nutricional). Considerar também a possibilidade de fotografar as próteses, eventuais feridas na boca e realização das medidas. Isto será feito na sua própria casa, sem necessidade de deslocamento.

O estudo não trará nenhum risco ou prejuízo. Assim como não serão gerados formas de indenização e/ou ressarcimento de despesas. Também não haverá benefício direto para você.

Em qualquer etapa do estudo, você terá acesso aos profissionais responsáveis pela pesquisa para esclarecimento de eventuais dúvidas. A principal investigadora é a Profª Dra. Regina Ferraz Mendes, que pode ser encontrada no telefone (86) 9982 4947 ou pela Dra. Renata Bandeira Lages, no telefone (86) 9938-1009.

Se o senhor (a) concordar em participar do estudo, você pode experimentar constrangimento ao responder as perguntas, porém o questionário é anônimo; sua identidade será resguardada. Assim, seu nome e identidade serão mantidos em sigilo. A menos que requerido por lei ou por sua solicitação, somente o pesquisador, a equipe do estudo, representantes do Comitê de Ética independente e inspetores de agências regulamentadoras do governo terão acesso a suas informações para verificar as informações do estudo.

Você poderá retirar o consentimento a qualquer momento apenas procurando um membro da equipe de pesquisa.

Consentimento da participação da pessoa como sujeito

Eu,_____,RG_____
_____, abaixo assinado, concordo em participar do estudo "**Avaliação bucal e mini-avaliação nutricional de idosos em Teresina - Piauí**", como sujeito. Fui suficientemente informado a respeito das informações que li ou que foram lidas para mim, descrevendo o estudo "Avaliação bucal e mini-avaliação nutricional de idosos em Teresina - Piauí". Eu discuti com a Dra. Renata Bandeira Lages sobre a minha decisão em participar nesse estudo. Ficaram claros para mim quais são os propósitos do estudo, os procedimentos a serem realizados, seus desconfortos e riscos, as garantias de confidencialidade e de esclarecimentos permanentes. Ficou claro também que minha participação é isenta de despesas. Concordo voluntariamente em participar deste estudo e poderei retirar o meu consentimento a qualquer momento, antes ou durante o mesmo, sem penalidades ou prejuízo ou perda de qualquer benefício que eu possa ter adquirido, ou no meu acompanhamento.

Local e data_____

Nome e Assinatura do sujeito ou responsável: _____

Presenciamos a solicitação de consentimento, esclarecimentos sobre a pesquisa e aceite do sujeito em participar

Testemunhas (não ligadas à equipe de pesquisadores):

Nome:_____RG:_____
Assinatura:_____
Nome:_____RG:_____Assinatura:_____

Declaro que obtive de forma apropriada e voluntária o Consentimento Livre e Esclarecido deste sujeito de pesquisa ou representante legal para a participação neste estudo.

Teresina-PI, ____ de _____ de _____.

_____
Assinatura do pesquisador

Observações complementares

Se você tiver alguma consideração ou dúvida sobre a ética da pesquisa, entre em contato: Comitê de Ética em Pesquisa – UFPI - Campus Universitário Ministro Petrônio Portella - Bairro Ininga.
Centro de Convivência L09 e 10 - CEP: 64.049-550 - Teresina - PI
tel.: (86) 3215-5734 - email: cep.ufpi@ufpi.br web: www.ufpi.br/cep

ANEXO C – MINI - AVALIAÇÃO NUTRICIONAL PARA IDOSOS (Mini Nutritional Assessment-MNA®)

"Estado de saúde bucal e risco nutricional em idosos residentes em áreas cobertas pela ESF em Teresina-PI"

Nº DE IDENTIFICAÇÃO: _____ BAIRRO: _____ DATA: ___/___/____

Peso: _____ Kg Altura: _____ cm Altura do Joelho: _____ cm

1. Índice de massa corporal (IMC) - Kg / Altura²	Pontos	3. Circunferência da panturrilha (CP) em cm	
-IMC < 19 = 0 pontos -IMC 21 - < 23 = 2 pontos -IMC 19 - < 21 = 1 ponto -IMC ≥ 23 = 3 pontos		a. CP < 31 = 0 ponto b. CP ≥ 31 = 1 ponto	
2. Circunferência do Braço (CB) em cm CB < 21 = 0 ponto CB 21 ≤ 22 = 0.5 ponto CB > 22 = 1 ponto		4. Perda de Peso durante os últimos 3 meses Perda > 3 K= 0 pontos Não sabe = 1 ponto Perda de 1 e 3 Kg = 2 pontos Não teve perda de peso= 3 pontos	

TRIAGEM (AVALIAÇÃO GLOBAL)

5. Vive sozinho (não em casas de repouso ou hospitais). Não = 0 ponto Sim = 1 ponto		12. Ingestão protéica: - 1 porção de produto lácteo (leite, queijo, iogurte) por dia? Sim Não - 2 ou mais porções de legumes ou ovos por dia? Sim Não - Ingere carne, peixe ou aves diariamente? Sim Não Se 0 ou 1 sim = 0.0 ponto Se 2 sim = 0.5 ponto Se 3 sim = 1 ponto	
6. Ingere mais de três medicamentos por dia Sim = 0 pontos Não = 1 ponto		13. Consome 2 ou mais porções de frutas por dia? Sim = 1 pontos Não = 0 ponto	
7. Sofreu stress psicológico ou doença aguda, em 3 meses anteriores? Sim = 0 pontos Não = 1 ponto		14. A ingestão declinou (últimos 3 meses) devido perda de apetite, problemas digestivos, dificuldade de mastigação ou deglutição? Severa perda de apetite = 0 pontos Moderada perda de apetite = 1 ponto Sem perda de apetite= 2 pontos	
8. Mobilidade Cama ou cadeira de roda = 0 pontos É capaz de sair da cama/ cadeira mas não o faz = 1 ponto Deambula = 2 pontos		15. Qual a quantidade de líquido (água, suco, café, chá, leite...) consumido por dia? (1 copo = 240 ml) Menos de 3 copos = 0.0 pontos De 3 à 5 copos = 0.5 ponto Mais de 5 copos = 1 ponto	
9. Problemas neurológicos Demência severa ou depressão = 0 pontos Demência média = 1 ponto Sem problemas psicológicos = 2 pontos		16. Forma de alimentação a . Incapaz de comer sem assistência = 0 pontos b. Dificuldade em se alimentar sozinho = 1 ponto c . Come sozinho sem problemas = 2 pontos	
10. Marcas de pressão ou escaras a . Sim = 0 pontos b. Não = 1 ponto		17. O paciente se vê com problemas nutricionais? Desnutrição grave = 0 pontos Não sabe ou desnutrição moderada = 1 ponto Sem problemas nutricionais = 2 pontos	
11. Quantas refeições o paciente faz por dia? Uma refeição = 0 pontos Duas refeições = 1 ponto Três refeições = 2 pontos		18. Em comparação com outras pessoas da mesma idade, como o paciente considera sua saúde? Não tão boa = 0.0 pontos Não sabe = 0.5 ponto Boa = 1.0 ponto Melhor = 2.0 pontos	

Avaliação Total (Máximo de 30 pontos)

Escore de Indicação de Desnutrição: ≥ a 24 pontos_____ Bem Nutrido   17 à 23.5 pontos _____ Risco de Desnutrição

< que 17 pontos _____ Desnutrido

ANEXO D – TÁBUA DE NÚMEROS ALEATÓRIOS

FILAS	COLUNAS				
	1-5	6-10	11-15	16-20	21-25
1	28595	75255	24813	25171	00935
2	95504	73814	28355	99264	20928
3	70426	01954	86694	53918	47721
4	25757	44321	02621	03392	19773
5	00076	39183	92696	62103	88027
6	05428	36956	09005	81983	53470
7	71540	80199	17632	61177	77333
8	66292	79184	81386	82260	29281
9	78168	15727	03388	16789	27661
10	68603	72198	93952	80062	56210
11	42641	60859	17445	45157	00820
12	25205	33559	52323	08309	53669
13	55563	62108	98633	31743	08343
14	11495	13819	86358	59582	87793
15	21729	72882	07456	22912	43280
16	68598	46869	37573	24965	75237
17	76384	54351	43621	64510	90654
18	17648	75770	89043	69826	94302
19	46105	03781	01384	80785	99901
20	81383	22762	60794	63630	30169
21	10395	09373	42604	35861	80689
22	35258	80303	15371	13264	28390
23	75014	35713	15138	81415	78187
24	20562	64270	51580	76136	74954
25	41987	61152	98447	93635	33871
26	15993	08117	66623	83865	12276
27	74230	97335	35355	21799	90237
28	57667	28151	44889	28879	58905
29	40917	21639	65973	30401	79692
30	70585	73790	74377	49114	53832

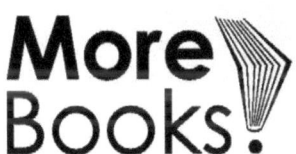
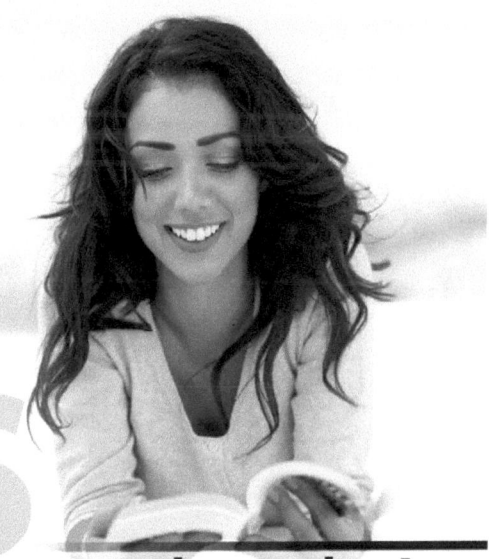
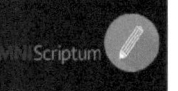

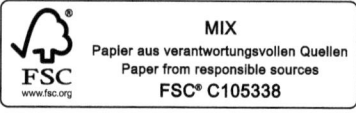

Printed by Books on Demand GmbH, Norderstedt / Germany